皮肤激光美容与治疗图解

主编 陶 凯 郭 锐 高中玉 林茂辉

北方联合出版传媒（集团）股份有限公司

辽宁科学技术出版社

·沈阳·

图书在版编目（CIP）数据

皮肤激光美容与治疗图解／陶凯等主编 . —沈阳：辽宁科学技术出版社，2021.1（2021.7 重印）

ISBN 978-7-5591-1863-9

Ⅰ.①皮… Ⅱ.①陶… Ⅲ.①皮肤病—激光疗法—图解 ②美容—激光疗法—图解 Ⅳ.① R751.05-64

中国版本图书馆CIP数据核字（2020）第201531号

出版发行：辽宁科学技术出版社

（地址：沈阳市和平区十一纬路 25 号 邮编：110003）

印 刷 者：辽宁新华印务有限公司

经 销 者：各地新华书店

幅面尺寸：210 mm × 285 mm

印 张：10.5

插 页：4

字 数：200千字

出版时间：2021年1月第1版

印刷时间：2021年7月第2次印刷

责任编辑：凌 敏

封面设计：杨 强

版式设计：义 航

责任校对：黄跃成 王春茹

书 号：ISBN 978-7-5591-1863-9

定 价：168.00 元

投稿热线：024-23284363
邮购热线：024-23284502
邮 箱：lingmin19@163.com
http：//www.lnkj.com.cn

- 编者名单 -

主编简介

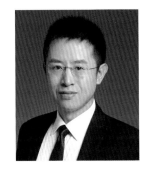

陶 凯

北部战区总医院烧伤整形科主任，主任医师，博士生导师。现任中国医师协会美容与整形医师分会常务委员、中华医学会整形外科学分会委员、中华医学会显微外科学分会委员、中国人民解放军医学科学技术委员会整形外科专业委员会副主任委员，《中国美容整形外科杂志》常务副主编，《Stem Cells International》国际编委，《中华显微外科杂志》编委，沈阳市医疗美容专业质量控制中心主任。主持各类基金项目 7 项，其中主持国家自然科学家基金项目 1 项，先后在国内外期刊上发表论文 100 余篇，其中 SCI 收录文章 24 篇（影响因子合计 69.6329），主编专著 14 部。

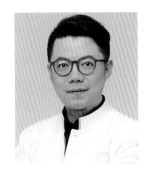

郭 锐

琅梵医疗美容集团技术总院长，第三军医大学整形外科学博士。中华医学会医学美容学术大会委员会委员，中国面部整形与重建外科学会理事，亚太医美共同体理事，天津抗衰老学会第一届医学美容专业委员会委员，山东非公立医疗机构协会整形美容分会脂肪整形专业委员会常务委员。专利设计胶原肽年轻化，包括释放、激活、再生三部曲。

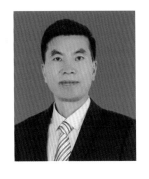

高中玉

医学博士，毕业于第二军医大学。现任荣恩国际医学总监。中国整形外科协会鼻整形专业委员会委员，中国整形外科协会教育与管理专业委员会理事，中国整形美容医师协会会员，上海市卫生法学会会员，上海市住院医师规范化培训结业综合考核考官（历任），美国整形美容外科学会（ASPS）国际会员，意大利 SUTRON 官方指定技术专家。

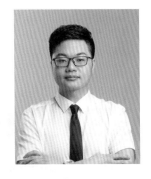

林茂辉

医学博士，毕业于南方医科大学，研究方向为再生医学。发表论文 10 余篇，其中 SCI 收录 3 篇，参译《腹壁整形美容外科》，参编《面部脂肪美容整形外科学》、《抗衰老与面部年轻化》（全国高等医学美容专业系列教材）。现任中国整形美容协会美容医学教育与管理分会理事、中国研究型医院学会干细胞学组委员、国际整形修复再生协会（International Society of Plastic & Regenerative Surgeons，ISPRS）国际会员。

副主编简介

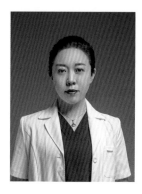

张旭焱

沈阳创美荟医疗美容微创抗衰中心主任，具有公立三甲医院 20 年临床经验的皮肤科主诊医师。擅长面部注射年轻化、五官个性化填充美容、线雕、欧洲之星面部年轻化、女性私密年轻化、敏感性皮肤治疗、黄褐斑治疗、瘢痕治疗、光子嫩肤、冰点脱毛等。现任中国非公立医疗机构协会整形与美容专业委员会微创分会委员、以色列飞顿激光公司专业培训师、德国欧洲之星激光设备专业讲师、德国蕊丽私密抗衰专业培训师。

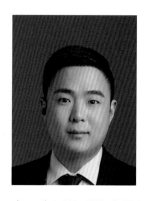

王宏宇

联勤保障部队第 983 医院烧伤整形美容皮肤科主任，医学博士。现任中国职业安全健康协会医美与整形安全专业委员会常务委员、中国抗衰老促进会理事、中国整形协会微创面部年轻化委员会委员，《Tropical journal of Pharmaceutical Research》编委，《中国美容整形外科杂志》编委，《医疗卫生装备》审稿专家。擅长面部整形、抗衰年轻化、整形修复、显微外科等。

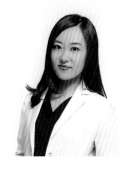

唐 琪

北部战区总医院烧伤整形科微创美容中心主任，医学硕士。中国康复医学会修复重建外科专业委员会美容外科学组委员。擅长面部注射美容、激光美容、激光治疗、妇科整形、妇科私密年轻化等。

编者简介

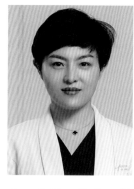

孙丽华

琅梵医疗美容集团皮肤美容技术总院长、皮肤病与性病学博士，先后毕业于中国人民解放军第三军医大学和第二军医大学。读博期间参加第二届全国光电美容操作技能大赛，获得二等奖。曾在济南军区总医院皮肤科激光美容中心工作 10 余年，对色素性及血管性皮肤病、痤疮、瘢痕、皮肤年轻化治疗及敏感性皮肤的修复有着丰富的临床经验。

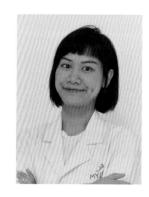

陈晶晶

美莱医疗集团主治医师，美容主诊医师，先后在韩国、日本进修，属于知识全面、技术权威的专家。独创的三联活性脂肪童颜术、青春支架植入术以良好的效果获得同行认可。在国内外发表论文 10 余篇，拥有多项国家专利技术。现任北京大学医学出版社《中国整形美容外科手术教程》编委、中国性学会私密整形分会委员、国际整形修复再生协会（International Society of Plastic & Regenerative Surgeons，ISPRS）国际会员。

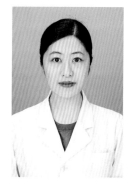

苗雨晴

北部战区总医院烧伤整形外科微创美容中心主治医师，毕业于锦州医科大学，硕士研究生。曾于北京空军总医院皮肤激光医学中心进修。擅长各种皮肤色素类疾病的治疗，利用肉毒素、皮肤填充剂进行面部年轻化等治疗，有丰富的临床经验、创新能力及探索精神。

- 目 录 -

第三章　光学治疗的术前准备和术后护理　›› 151

第四章　光学治疗展望　›› 157

第一章

概论

第一节

人体皮肤的解剖和生理

皮肤的总面积：成人为 1.5 ~ 2.0m²，新生儿约为 0.21m²。皮肤厚度因部位不同而有差异，平均厚度约为 2mm（不包括皮下组织）。眼睑、阴囊、四肢屈侧的皮肤较薄，最薄处仅为 0.5mm；掌、跖、背部的皮肤最厚，为 2 ~ 3mm。

一、皮肤结构（表皮、真皮、皮下组织和皮肤附属器）（图 1-1-1）

皮肤由表皮、真皮、皮下组织和皮肤附属器构成。皮肤表层由复层扁平上皮组成。表皮是由深至浅逐步转化的，其层次可分为基底层、棘层、颗粒层、透明层和角质层。

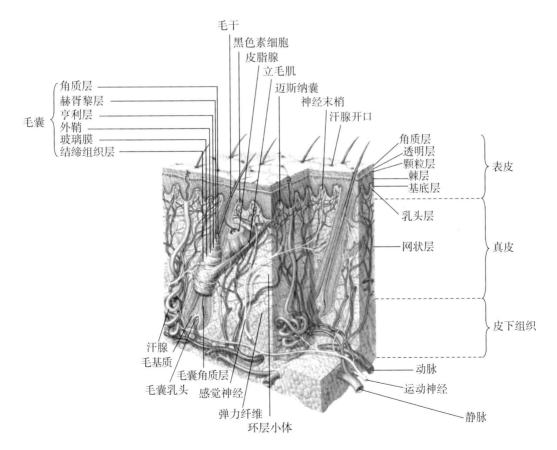

图 1-1-1　皮肤结构示意图

真皮主要由结缔组织构成。真皮由浅部的乳头层和深部的网状层构成。乳头层含有丰富的毛细血管和感受器。网状层包括胶原纤维、网状纤维和弹力纤维。

皮下组织又称皮下脂肪层或脂膜。其结缔组织纤维皆自真皮下部延续而来，但较疏松，而且充满脂肪细胞，其他结构与真皮类似。

皮肤附属器包括毛发、汗腺、皮脂腺与指（趾）甲等。

皮肤中还有血管、神经、淋巴管等。

二、皮肤生理功能

皮肤的生理功能有：保护、体温调节、分泌和排泄、吸收、代谢、感觉、皮肤再生等。

三、皮肤的老化

人体老化是一个复杂的生物学过程，而皮肤常最先表现出老化征象。老化征象一般开始于 30 岁左右，如眼角开始出现鱼尾纹，皮肤逐渐变得粗糙。随着年龄的增长，皮肤老化也越来越明显（图 1-1-2）。

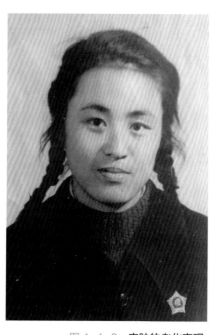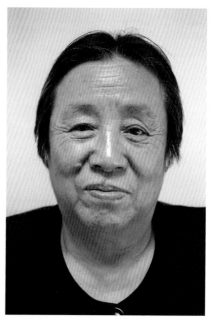

图 1-1-2　皮肤的老化表现。左图为 30 岁，右图为 80 岁

皮肤老化是由自然因素（内因）和 / 或非自然因素（外因）造成的皮肤衰老现象。内因包括基因控制的自然生理性衰老因素，以及与内源性因素有关的营养性、代谢性、循环性、自由基、神经 - 内分泌、神经 - 心理等因素。内因导致的皮肤老化表现为皮肤干燥脱屑、变薄、松弛，出现细小皱纹、色素减退、愈合能力减退。外因即外界环境因素，包括光老化、保养不当（不护肤、使用劣质化妆品、过度去角质、护肤品不适合肌肤类型等）、持续的机械刺激、地心引力、恶劣的生活环境（空气污染、噪声、空气干燥、寒

冷）等，而其中光老化在所有内外因中占八成分量，是绝对的破坏性主力因素。外因导致的皮肤老化表现为皮肤粗糙、松弛、下垂，出现皱纹或皱襞、皮革样外观、不规则色斑和毛细血管扩张，可能伴发各种良性和 / 或恶性肿瘤。

面部出现皱纹除与皮肤变薄、真皮弹力纤维减少和肌肉松弛有关以外，还与表情肌的收缩运动有密切关系。一般来说，男性出现皱纹较女性略晚，黑皮肤的人较白皮肤的人皱纹形成略晚，油性皮肤的人比干性皮肤的人皱纹出现略晚。在药物的作用下，皮肤的结构也可发生变化，如长期应用激素可使皮肤变薄、弹性降低。影响皮肤老化的因素有很多，但不是对每个人都起作用，并且往往是多种因素共同作用。

光学基础知识

光的本质是电磁波。电磁波包括的范围很广，无线电波、微波、红外线、可见光、紫外线、X射线、γ射线都是电磁波（图1-2-1）。

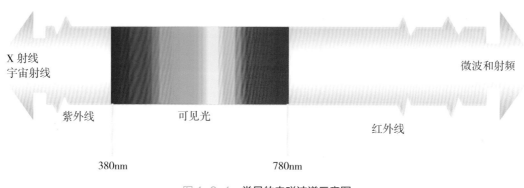

图 1-2-1　常见的电磁波谱示意图

一、激光的概念和特性

激光是受激辐射而产生并放大了的光束，即受激辐射放大后的光。英文是 Light Amplification by Stimulated Emission of Radiation，缩写为 Laser，中国港澳台地区称为"雷射"或"镭射"。激光是一种可控的电磁波，具有不同于普通光源的特性。激光的基本特性可概括为高方向性、高单色性、高相干性及高亮度。

二、激光医学发展史

1960年，美国物理学家西奥多·梅曼，成功制造出世界上第一台功能性激光器——红宝石激光器。1961年，中国第一台激光器在长春光学精密机械研究所诞生。1981年世界卫生组织宣布激光医学为一门正式学科。

美容激光医学可分为以下几个阶段：

（1）基础研究阶段（20世纪60年代）：1961年，美国 Goldman L. 利用红宝石激光器研究激光与生物组织的相互作用。1963 年，Goldman L. 应用红宝石激光治疗良性皮肤损害和文身并取得成功，开创了激光美容医学应用的先河。

（2）临床试用阶段（20 世纪 70 年代）：1970 年，Goldman L. 等首次应用连续 CO_2 激光治疗基底细胞癌和皮肤血管瘤，首次掀起了激光医学的热潮。

（3）学科形成阶段（20 世纪 80 年代）：1983 年，Anderson 和 Parrish 提出了"选择性光热作用"理论，这是激光医学发展史上的里程碑。

（4）发展成熟阶段（20 世纪 90 年代开始至今）：新型美容激光器如雨后春笋般涌现，并取得了非常显著的成就。20 世纪 90 年代初，Q 开关激光治疗色素性疾病如太田痣、文身等取得了近乎完美的治疗效果。20 世纪 90 年代中后期，可变脉宽倍频激光治疗血管瘤取得了较好的疗效；与此同时，长脉冲红宝石激光、翠绿宝石激光、Nd:YAG 激光及半导体激光相继出现，也使激光脱毛技术日益发展成熟；高能超脉冲 CO_2 激光和铒激光的出现，使激光磨削除皱风靡西方世界。20 世纪 90 年代后期，出现非剥脱激光或强光除皱系统，术后反应轻微，临床上取得了一定的疗效。进入 21 世纪后，激光美容术在我国广泛开展起来，美国、以色列、英国、德国及日本等国家先进的激光美容仪器迅速涌进国内。这一阶段最大的进展表现在激光嫩肤和除皱等皮肤重建方面，涌现出 E 光（光能和射频的组合）、点阵激光等新型设备，临床效果良好。目前，激光美容技术已经成为当代医学美容中最具魅力和最有前景的重要组成部分。

三、激光作用机制

激光可通过光热作用、光化学作用、光压作用以及弱光的刺激作用等机制对人体组织起到治疗作用，而其中选择性光热作用尤为重要。

选择性光热作用理论是由 Anderson 和 Parrish 在 1983 年提出的，奠定了现代激光美容的基础。其基本原理是，根据不同组织的生物学特性选择靶组织能吸收而周围组织不能吸收的特定波长激光，最终使激光能量直接作用在治疗的靶组织（靶基）上，如黑色素小体、血红蛋白、组织水等，造成靶组织坏死，而对邻近正常组织不引起损伤。要获得选择性光热作用，必须具备以下 3 个条件：①根据不同的靶组织特性，选择可作用于不同靶基的相应波长的激光；②激光能够在靶基上有足够的能量；③激光的照射时间（治疗时间）短于靶基的热弛豫时间（TRT），使热损伤局限在治疗靶基上，不会因热传导而造成周围组织的损伤。

光动力疗法

光动力疗法（Photodynamic Therapy，PDT）是一种利用光动力反应进行疾病诊断和治疗的新技术。其基本原理是，生物组织中的内源性光敏物质或外源性光敏物质，受到相应波长的光照射后，产生荧光或大量活性氧，荧光可用于疾病的诊断，活性氧可产生细胞毒性反应，损伤细胞结构和功能，起到治疗作用。

光动力疗法的特点是：①组织选择性好；②作用表浅；③对血管组织的作用强于血管内皮细胞；④是一种局部治疗的方法；⑤全身不良反应轻，可多次重复治疗。该疗法的临床适应证包括肿瘤性疾病、血管性疾病（鲜红斑痣）、感染性疾病（尖锐湿疣和痤疮）等。

临床上常用的激光有如下种类（图 1-4-1）：

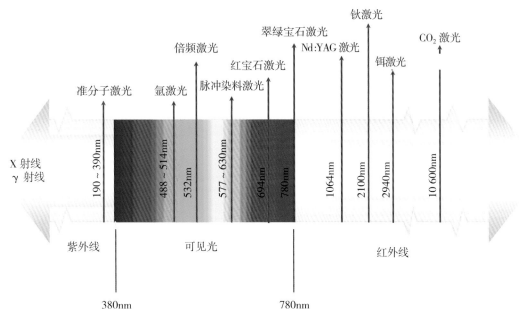

图 1-4-1 临床上常用的激光及其波长

1. CO_2 激光

CO_2 激光的波长为 10 600nm，属于远红外不可见光，工作物质为 CO_2 气体，结构简单，造价低，汽化效果好，用于表皮性治疗、组织切割、切除和表皮磨削。超脉冲 CO_2 激光器，可在每 600～1000ns 的脉冲时间内，产生高达 500MJ（兆焦耳）的高能，使被照射组织瞬间完全汽化，防止残余热量的非特异性传导。

2. 铒激光

铒激光（Er:YAG 激光）是一种固体脉冲激光，输出激光波长为 2940nm，属于中红外光。铒激光能被水强烈吸收，其吸收系数比 Nd:YAG 激光大 800 倍，是 CO_2 激光的 16 倍。其波长恰好接近水的最高吸收峰值（2950nm）。皮肤中 70% 以上的成分是水，铒激光作用于皮肤组织时，水能吸收大量热量，使得光的穿透性很浅，引起浅层皮肤的快速升温，导致组织的瞬间汽化分离和精密剥脱，而激光的热损伤也限定在 10～20nm 内。铒激光适用于去除手部、颈部和面部表浅、细小和较深的皱纹。目前 Er:YAG 激光在整形美容科常用于皮肤换肤术，与 CO_2 激光换肤术相比，其治疗后愈合时间短，色素沉着发生率相对较少。

▪ 3. Nd:YAG 激光

Nd:YAG 激光器是一种固体激光器，其输出的 Nd:YAG 激光波长为 1064nm，属于近红外激光。连续输出或脉冲输出时，或通过倍频，可产生绿色激光。

（1）连续波 Nd:YAG 和 KTP（532nm）激光：广泛应用于普外科，适用于治疗深部的血管瘤。

（2）Q 开关 Nd:YAG 激光：Nd:YAG 激光器采用调 Q 技术后，其输出的 Nd:YAG 激光具有高强度低能量的特点，可选择性地使一些吸收热能的小颗粒（文身墨、黑色素等）骤然受热而发生破坏，不损伤周围组织，对深层的蓝黑色素性病变，如太田痣、文身、文眉等疗效显著。Q 开关 Nd:YAG 激光易于被黑色文身颗粒吸收，也可被黑色素吸收，是黑色文身和太田痣的首选治疗方法。

（3）长脉宽 Nd:YAG 激光：有明显的脱毛效果，尤其是对于粗黑毛，特别适合于深色皮肤患者脱毛。

▪ 4. 532nm 激光

倍频的 Nd:YAG 激光器，输出的激光波长为 532nm，属于绿色可见光，能被血红蛋白和黑色素强烈吸收，也可穿过透明液体，能穿透 2 ~ 3mm 的组织。

（1）Q 开关模式：可被黑色素、文身颗粒强烈吸收，对表浅型黑色素细胞增生（如咖啡斑、老年斑、雀斑和文身等）有较好的治疗效果。Q532nm 激光还可较特异地被红色文身颗粒吸收，可用于治疗红色文身、文唇等。

（2）长脉冲模式：毫秒级脉宽，可治疗表浅性血管性疾病，目前应用较少。

▪ 5. 翠绿宝石激光

（1）长脉冲模式：用于去除身体多余的毛发。

（2）Q 开关模式：用于去除文身、文眉、文眼线等文饰及表浅的褐色斑、老年斑、雀斑和深层的太田痣等各种良性皮肤色素性病变。

▪ 6. 红宝石激光

红宝石激光是波长为 694nm 的红光，适用于治疗各种色素性疾病。

（1）长脉冲模式：可永久性去除身体多余的毛发。

（2）调 Q 模式：可有效治疗蓝色文身、黑色文身和绿色文身及各种良性色素性疾病。

▪ 7. 半导体激光

半导体激光常见的波长有 800nm、810nm、850nm、980nm 等。波长为 800nm 的半导体激光脱毛机，采用蓝宝石接触式冷却专利技术脱毛，安全性好，不损伤皮肤。

▪ 8. 脉冲染料激光

脉冲染料 585 ~ 595nm 激光与血红蛋白的吸收高峰吻合，临床上用于治疗鲜红斑痣、毛细血管瘤、红血丝、蜘蛛痣、酒渣鼻等，可取得良好的效果。

▪ 9. 强脉冲光（Intense Pulsed Light, IPL）

IPL 是一种较新的治疗光，虽然它不是激光，但同样遵循选择性光热作用治疗原理。它是一种由散光灯产生和发射的波长为 500 ~ 1200nm 的强复合光。临床上依据不同的治疗要求，在用强脉冲光治疗时可采用不同的滤光镜（即治疗头或手具），滤掉短波长的光源，从而获得不同区间的脉冲光进行治疗。

最早的强脉冲光治疗设备由 Lumenis 公司于 20 世纪 90 年代初开发。采用了 OPT（Optimal Pulse Technology）技术，就是一种控制光子发生和发射过程的技术，可以保证光子能量的发射完全在控制之中。

▪ 10. 点阵激光

与传统的激光一样，点阵激光也分为非剥脱性点阵激光和剥脱性点阵激光两大类。点阵激光产生阵列样排列的微小光束作用于皮肤，皮肤组织中的水吸收能量后，形成多个柱形结构的微小热损伤区，称微治疗区或微热损伤区（MTZ），继而引起一系列的皮肤生化反应，达到紧肤、嫩肤及去除色斑的效果。

（1）非剥脱性点阵激光是一类波长在 1320 ~ 1600nm 之间的激光（近红外激光），如赛诺秀公司的 Affirm 设备输出的激光。

（2）剥脱性点阵激光主要有 CO_2 激光和 Er:YAG 激光两类。

剥脱性激光的微治疗区（MTZ）是"从顶到底"的，即包括表皮到不同深度的真皮组织，其愈合需要 MTZ 周围正常组织的角质形成细胞的快速修复。

点阵激光不仅能使面部年轻化，还可用于面部多种皮肤问题的治疗，包括：①改善面颈部皱纹，达到绷紧皮肤、细化毛孔和改善皮肤粗糙质地的作用；②去除雀斑、日晒斑、老年斑、色素沉着、黄褐斑等色素异常性病变。

▪ 11. 射频及射频与光能的组合（E 光）

射频也称为射频电流，是一种介于声频与红外线频谱之间的高频交流变化电磁波。

在美容外科领域，射频目前主要用于换肤和进行面部提紧术，可用于治疗额纹、眉间纹、鱼尾纹、眉下垂、上下睑皮肤松弛、鼻根横纹、颧部皮肤松弛皱纹等。同时，该技术还可以用来减少身体其他部位的皮肤松弛和皱纹等。

电 – 光联合一体化技术，简称 E 光。将射频和强脉冲光技术组合成新的系统，可用于各种肤色，特别是适用于深色皮肤、铜色皮肤和白色皮肤者的脱毛，而这正弥补了激光或强脉冲光脱毛的治疗不足之处。对于激光脱毛后残留毛发的去除，射频治疗也是一种较好的辅助方法。

第五节

激光的安全防护

激光的安全防护主要包括人员的防护、激光器的安全使用和治疗室环境的安全设置。

一、人员的防护

人员包括治疗室内的患者、操作者和其他医务人员，主要包括对眼睛和皮肤的保护。须去除患者的眼镜、美瞳接触镜和首饰等反光或吸光物品，并用专门遮光镜或纱布覆盖其眼睛。操作者和其他医务人员须佩戴专用护目镜。针对患者正常皮肤的保护，可使用遮光板或纱布。

二、激光器的安全使用

首先，要求操作者了解每种激光和激光器的适用范围和治疗并发症，不能违反医疗原则强行治疗。其次，要求操作者熟悉所用机器，能够针对不同病灶调节适宜的参数。最后，还要求操作者熟练操作手法，手脚协调，并了解仪器故障的紧急制动，避免发生非并发症性损伤和治疗以外的意外伤害。

三、治疗室环境的安全设置

（1）治疗室内不能有易燃易爆物品，皮肤消毒不能用酒精，可用新洁尔灭。

（2）若有产生烟尘的操作，则须使用排烟设备。尤其是对病毒疣进行磨削性激光操作的烟尘中可能混有病毒，排烟管口须贴近操作部位以吸烟。

（3）操作室门上须粘贴警示标识，非患者和工作人员禁止入内。

（4）高功率仪器或排烟机会产生持续噪声，长期处于低分贝噪声中会对操作者产生心理和生理上的损害，建议使用低噪声仪器，墙体使用吸音材料，操作者可使用隔音耳塞。

（5）操作室内避免有镜式反射物。

（6）操作区域须足够明亮，既能便于看清术野，也能使操作者瞳孔缩小，减少激光对眼部的损害。

第二章

临床常见
皮肤问题的激光治疗

激光治疗在不了解的人眼中是神秘的、"高大上"的，在一知半解的人甚至是医务工作者眼中是非主流的、不重要的，只有熟悉现代皮肤激光美容的从业者，才深知其复杂性和多变性。操作者如果是对这项事业充满热情，则会赋予其个性化和艺术性！

"入门容易，精通难"，这是对激光治疗比较贴切的描述。尤其是对于皮肤问题的诊断常需要有多年的临床经验，在诊断明确的前提下才能获得理想的治疗效果。以下我们对皮肤激光美容和治疗领域的常见问题和病症进行了简要的总结，通过治疗案例和图片来展示一些入门的知识。其中的治疗参数并非都是最佳，而是如实地反映了不同医生在摸索过程中的治疗情况。本书中所展示的图片是较有代表性的案例，并不一定是疗效最好的案例。其中还包括一些引起并发症和失误造成的损伤的案例，希望能使刚入门的激光操作者有所借鉴，少走弯路，让广大患者和求美者从激光美容与治疗中获益。

第一节

血管性皮肤病

根据血管内皮细胞的特征、临床表现和自然病史的不同，可将血管性皮肤病分为真性血管瘤和血管畸形两大类。真性血管瘤包括草莓状血管瘤、血管角皮瘤、匍行性血管瘤、老年性血管瘤、化脓性肉芽肿等；血管畸形包括微静脉畸形（鲜红斑痣、血管痣、毛细血管扩张）、静脉畸形（海绵状血管瘤、静脉湖）、动脉畸形、淋巴管畸形、动静脉畸形（蔓状血管瘤）以及混合型血管畸形等。

一、草莓状血管瘤

草莓状血管瘤又称毛细血管瘤或单纯性血管瘤，多见于儿童。可发生于任何部位，头面部多见。皮损为大小不等、形态不一的红色斑片，突出于皮肤表面，表面凸凹不平，像草莓状。1周岁内均有一个快速生长期，1岁后进入稳定期，多数不再生长，瘤体出现灰点、凹陷、瘪缩时提示进入消退期。大多在患儿5～7岁时基本消退。体积小且未累及重要组织器官的可随访观察，生长迅速、特殊部位的血管瘤应积极干预治疗，促进其提前进入消退期。可选用585nm脉冲染料激光、长脉宽1064nm激光或强脉冲光（IPL）治疗（图2-1-1、图2-1-2）。激光治疗可使瘤体萎缩，有时会造成色素沉着，甚至瘢痕。

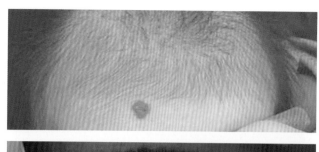

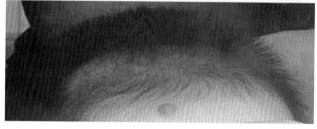

图 2-1-1　额部草莓状血管瘤

　　2 个月女孩，上图为治疗前，下图为治疗 1 次 80 天后效果。应用赛诺秀 585/1064nm 双波长染料激光（以下案例中染料激光治疗均使用同一仪器）。参数：585/1064nm 双波长，脉宽 2/15ms，脉冲间隔 medium，能量 7.5/30 J/cm²，光斑直径 7mm

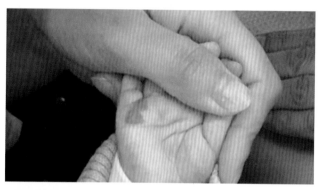

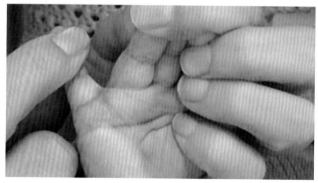

图 2-1-2　手部草莓状血管瘤

　　4 个月女孩，上图为治疗前，下图为治疗 1 次 40 天后效果。参数：1064nm，脉宽 20ms，能量 100 J/cm²，光斑直径 5mm

二、血管角皮瘤

　　血管角皮瘤是一种以真皮浅层毛细血管扩张和表皮角化过度为特征的血管性皮肤病，为常染色体显性遗传病，分为肢端型、阴囊型、丘疹型、限界型和弥漫型。可根据皮损情况采用 585nm 脉冲染料激光、长脉宽

1064nm 激光、IPL 或超脉冲 CO_2 激光治疗。需进行 1 次或数次治疗，疗效较好，瘢痕不明显（图 2-1-3）。

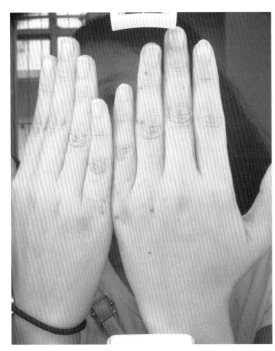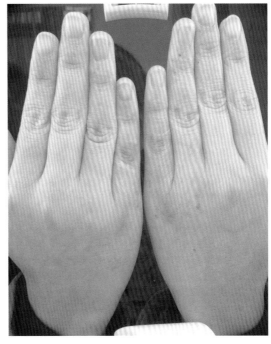

图 2-1-3　手部血管角皮瘤

23 岁女性，左图为治疗前，右图为治疗 1 次 1 个月后效果。参数：585nm，脉宽 2ms，能量 7.5 J/cm²，光斑直径 7mm

三、老年性血管瘤

老年性血管瘤又称增生性血管瘤，主要发生于成人躯干和四肢，为直径 1～5mm 的红色丘疹，治疗同上（图 2-1-4～图 2-1-6）。

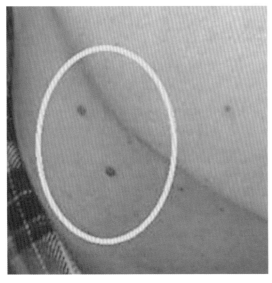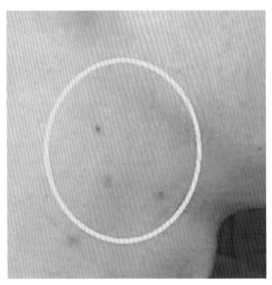

图 2-1-4　增生性血管瘤治疗前、治疗后 26 天

41 岁男性，左图为治疗前，右图为治疗 1 次 26 天后效果。参数：1064nm，脉宽 20ms，能量 105 J/cm²，光斑直径 7mm

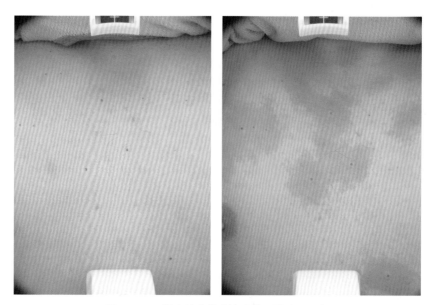

图 2-1-5　增生性血管瘤治疗前、治疗后即刻

23 岁男性，左图为治疗前，右图为治疗后即刻效果，瘤体变黑灰，周围有红色热弥散区。参数：1064nm，脉宽 20ms，能量 110 J/cm²，光斑直径 5mm

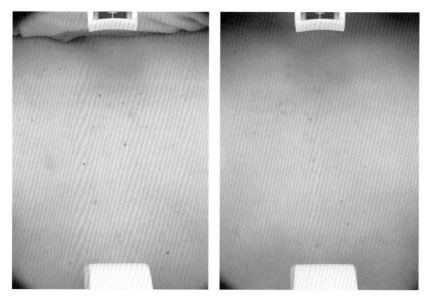

图 2-1-6　增生性血管瘤治疗前、治疗后 40 天

与图 2-1-5 为同一患者，左图为治疗前，右图为患者治疗后 40 天的效果

四、化脓性肉芽肿

化脓性肉芽肿又称分叶状毛细血管瘤，多为皮肤创伤后新生血管形成的息肉状损害（图 2-1-7 ~ 图 2-1-9)，治疗同上。有时可考虑进行联合治疗，如用脉冲染料激光照射封闭血运后直接用 CO_2 激光去除。

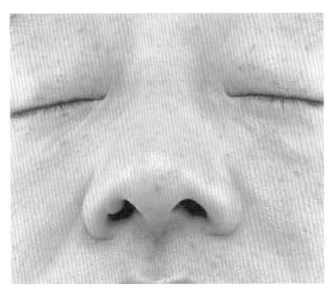

图 2-1-7　右鼻腔化脓性肉芽肿

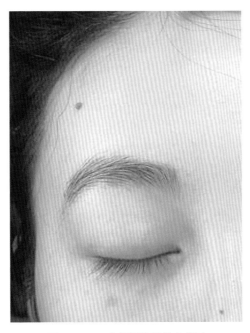

图 2-1-8　右额部化脓性肉芽肿

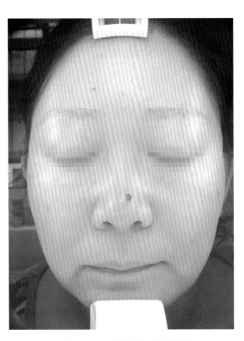

图 2-1-9　鼻部化脓性肉芽肿

五、鲜红斑痣

鲜红斑痣属于微静脉畸形，是发生于皮肤真皮浅层的血管异常扩张畸形，为淡红至紫红色斑片，颜色逐渐加深，且有增生样改变，常终身进行性生长，不消退。可采用585nm脉冲染料激光、长脉宽1064nm激光或强脉冲光（IPL）治疗，需多次治疗（图 2-1-10 ~ 图 2-1-37）。指压不褪色的病变血管位置表浅，有可能治愈；指压褪色的病变，仅能淡化。激光治疗后可产生紫癜、水疱甚至瘢痕。

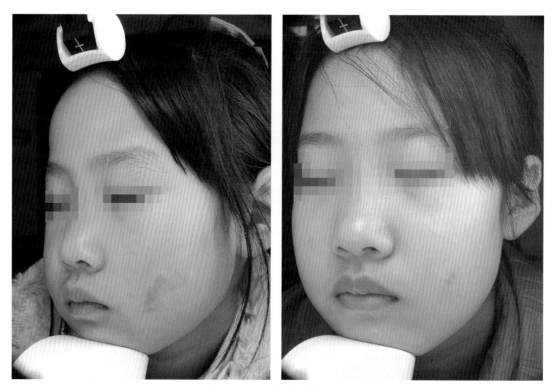

图 2-1-10　左面部鲜红斑痣

　　8 岁女孩，左图为治疗前，右图为治疗 7 次后效果。参数：585nm，脉宽 2～6ms，能量 7.5～8.5 J/cm²，光斑直径 7mm

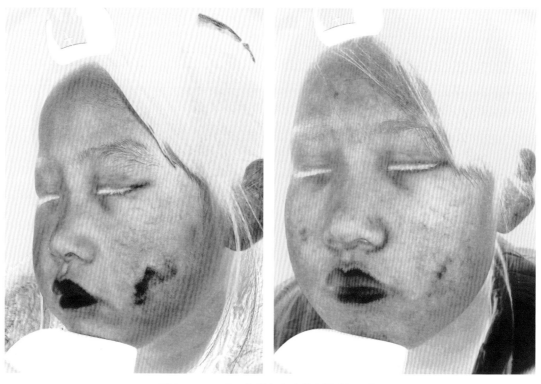

图 2-1-11　左面部鲜红斑痣的血管分析影像

　　图 2-1-10 患者，左图为治疗前，右图为治疗后效果。在 VISIA 皮肤分析仪下显示的血管影像，可见治疗后毛细血管明显减少

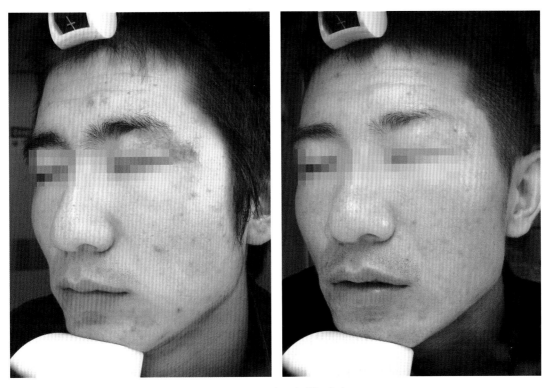

图 2-1-12 左面部鲜红斑痣

21 岁男性，左图为治疗前，右图为治疗 5 次后效果。参数：585/1064nm，脉宽 2/15ms，能量 8/35 J/cm^2，脉冲间隔 medium，光斑直径 7mm

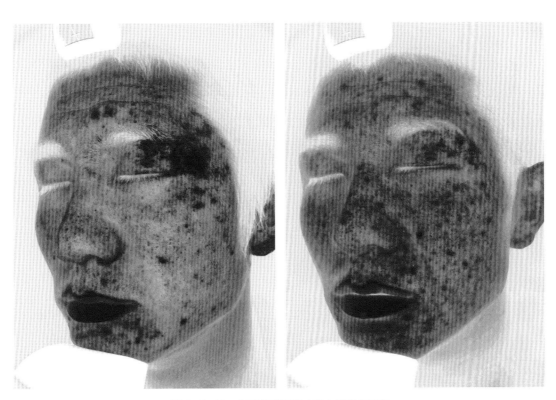

图 2-1-13 左面部鲜红斑痣的血管分析影像

图 2-1-12 患者，左图为治疗前，右图为治疗后效果。在 VISIA 皮肤分析仪下显示的血管影像，可见治疗后毛细血管明显减少

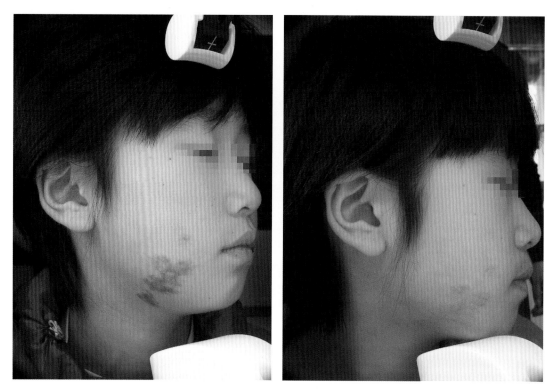

图 2-1-14　右面部鲜红斑痣

9 岁女孩，左图为治疗前，右图为治疗 5 次后效果。参数：585/1064nm，脉宽 10/15ms，能量 8/35 J/cm²，脉冲间隔 medium，光斑直径 7mm

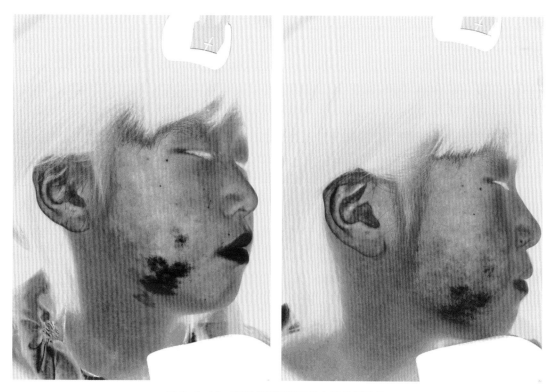

图 2-1-15　右面部鲜红斑痣的血管分析影像

图 2-1-14 患者，左图为治疗前，右图为治疗后效果。在 VISIA 皮肤分析仪下显示的血管影像，可见治疗后毛细血管明显减少

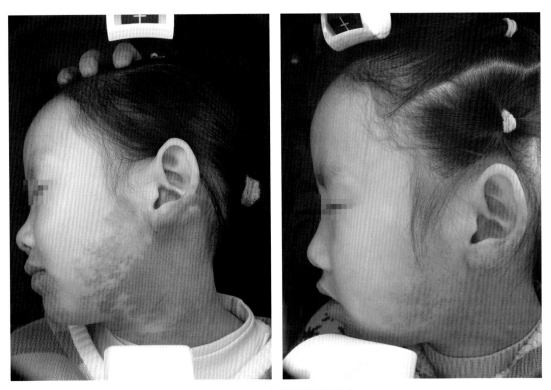

图 2-1-16 左面颈部鲜红斑痣

5 岁女孩，在外院治疗后效果欠佳，且留有瘢痕，于笔者所在科室进行染料激光治疗 10 余次，可见改善，但效果不理想。左图为治疗前，右图为治疗后效果。参数：585/1064nm，脉宽 2～10/15ms，能量 7.5～8.5/35 J/cm²，脉冲间隔 medium，光斑直径 7～10mm

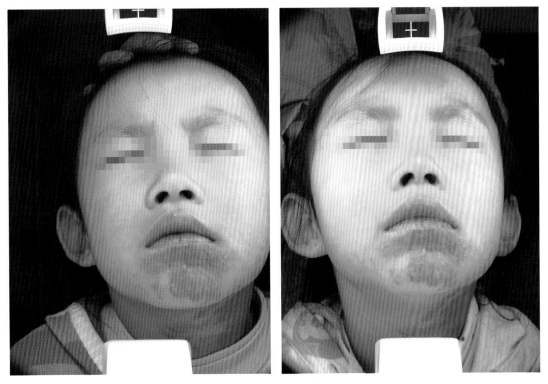

图 2-1-17 下面部鲜红斑痣

与图 2-1-16 为同一患儿，左图为治疗前，右图为治疗后效果

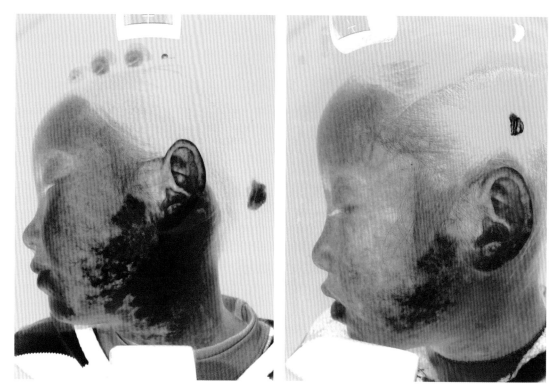

图 2-1-18　左面颈部鲜红斑痣的血管分析影像

图 2-1-16 患儿，在 VISIA 皮肤分析仪下显示的血管影像，可见治疗后左面颈部毛细血管减少

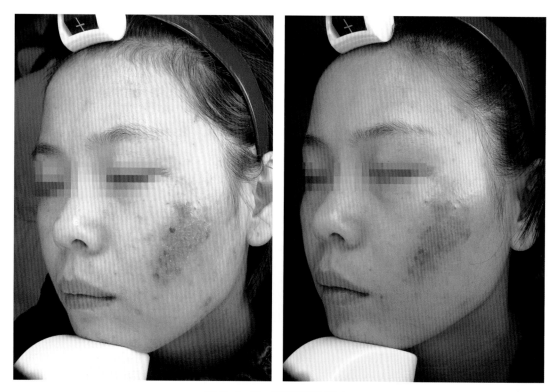

图 2-1-19　左面部鲜红斑痣

　　27 岁女性，左图为治疗前，右图为治疗后效果。初诊时红色斑片局部有湿疹样表现，染料激光治疗 1 次后可见改善。
参数：585/1064nm，脉宽 10/15ms，能量 8/40 J/cm²，脉冲间隔 medium，光斑直径 7mm

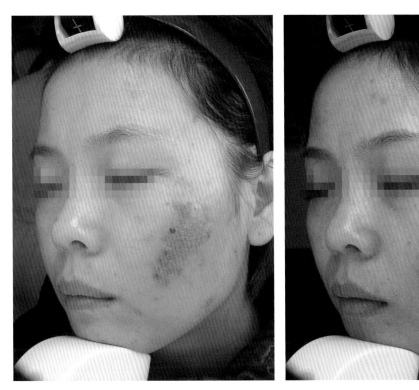

图 2-1-20　左面部鲜红斑痣

图 2-1-19 患者，左图为首次治疗前，右图为第 4 次治疗前效果。第 4 次治疗前可见湿疹样皮损复发，应继续治疗。
参数：585/1064nm，脉宽 10/15ms，能量 8/40 J/cm²，脉冲间隔 medium，光斑直径 10mm

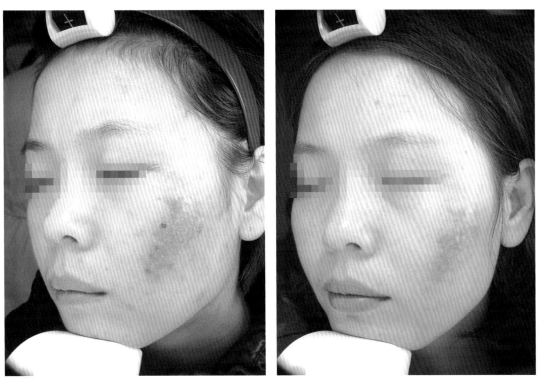

图 2-1-21　左面部鲜红斑痣

图 2-1-19 患者，左图为首次治疗前，右图为治疗 6 次后效果。可见皮损明显改善。后 2 次治疗参数：585/1064nm，
脉宽 6/15ms，能量 8/35 J/cm²，脉冲间隔 medium，光斑直径 7mm

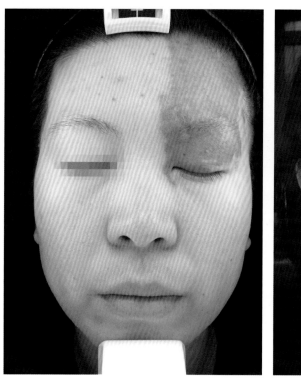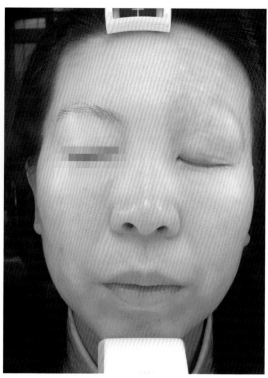

图 2-1-22　左面部鲜红斑痣

33 岁女性，左图为治疗前，右图为治疗 12 次后效果。可造成有毛发部位毛发的缺失，需在治疗前向患者交代清楚。
参数：585/1064nm，脉宽 2～6/15ms，能量 7.5～8.5/35J/cm²，脉冲间隔 medium，光斑直径 7～10mm

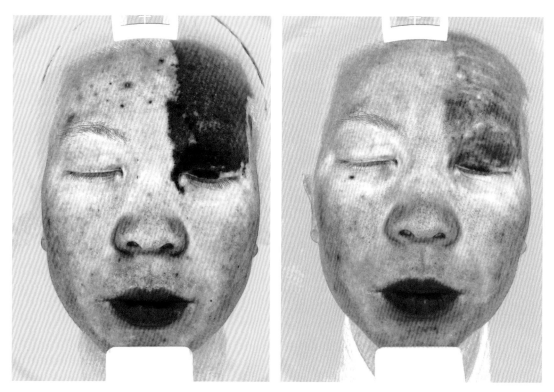

图 2-1-23　左面部鲜红斑痣的血管分析影像

图 2-1-22 患者，在 VISIA 皮肤分析仪下显示的血管影像，可见治疗后毛细血管明显减少

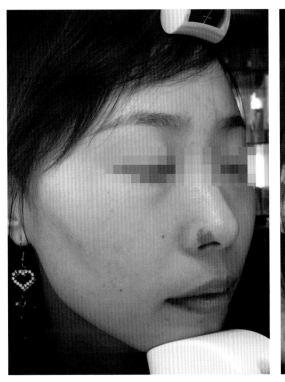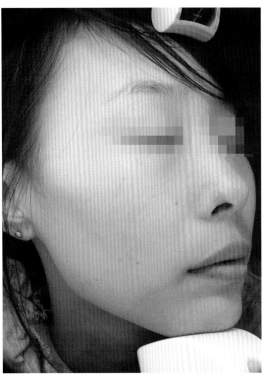

图 2-1-24 右鼻部鲜红斑痣

　　21 岁女性，左图为治疗前，右图为治疗 6 次后效果。治疗前皮损明显增厚，治疗 6 次后得到明显改善。参数：前 2 次治疗，1064nm，脉宽 20ms，能量 120 J/cm^2，光斑直径 5mm；后 4 次治疗，585nm，脉宽 0.5～2ms，能量 7～8 J/cm^2，光斑直径 7mm

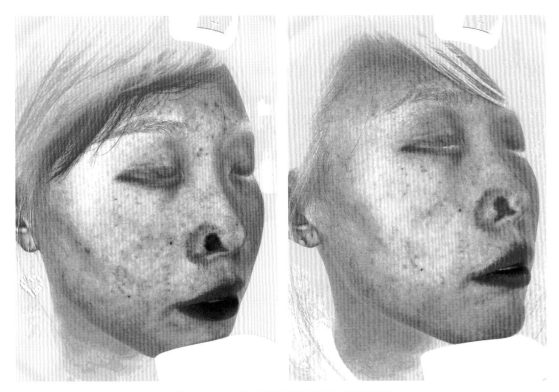

图 2-1-25 右鼻部鲜红斑痣的血管分析影像

　　图 2-1-24 患者，在 VISIA 皮肤分析仪下显示的血管影像，可见治疗后毛细血管明显减少

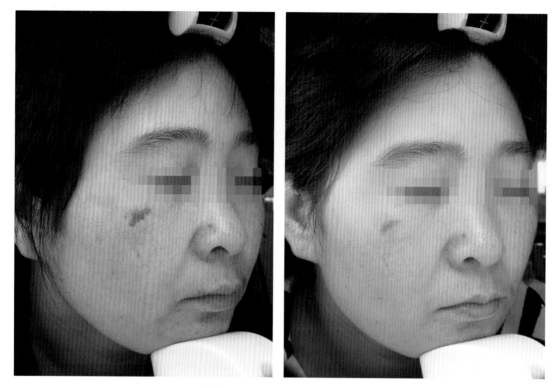

图 2-1-26　右面部鲜红斑痣

39 岁女性，左图为治疗前，右图为治疗后效果。皮损压之褪色不明显，易于治疗，治疗 3 次后明显改善，继续治疗可接近于正常肤色。参数：585nm，脉宽 2ms，能量 7.5 J/cm²，光斑直径 7mm

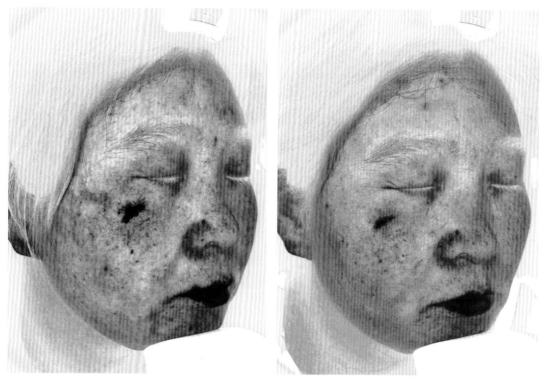

图 2-1-27　右面部鲜红斑痣的血管分析影像

图 2-1-26 患者，在 VISIA 皮肤分析仪下显示的血管影像，可见治疗后毛细血管明显减少

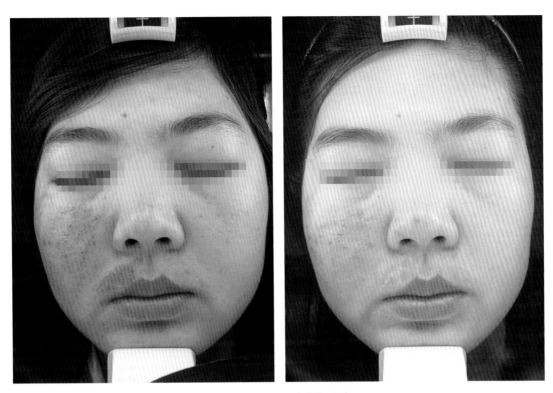

图 2-1-28　右面部鲜红斑痣

　　24 岁女性，左图为治疗前，右图为治疗后效果。治疗 6 次后明显改善，但上唇有水疱发生，遗留伴色素脱失的浅瘢痕。参数：585/1064nm，脉宽 6 ～ 10/15ms，能量 7.5 ～ 8.5/35 J/cm²，脉冲间隔 long，光斑直径 7 ～ 10mm

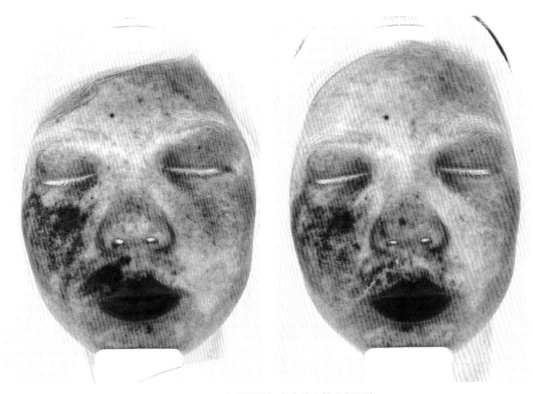

图 2-1-29　右面部鲜红斑痣的血管分析影像

　　图 2-1-28 患者，在 VISIA 皮肤分析仪下显示的血管影像，可见治疗后毛细血管明显减少

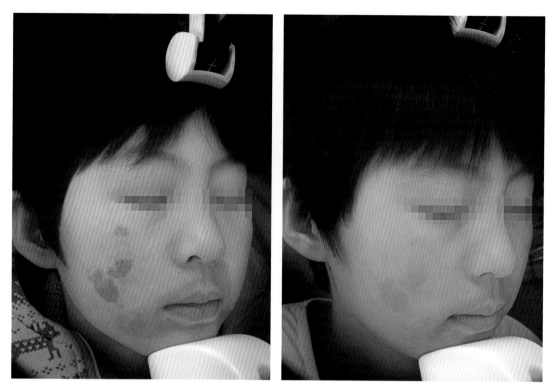

图 2-1-30　右面部鲜红斑痣

　　10 岁女孩，左图为治疗前，右图为治疗后效果。治疗 4 次后明显改善，接近临床治愈。参数：585/1064nm，脉宽 2/15ms，能量 8/35 J/cm²，脉冲间隔 medium，光斑直径 7mm

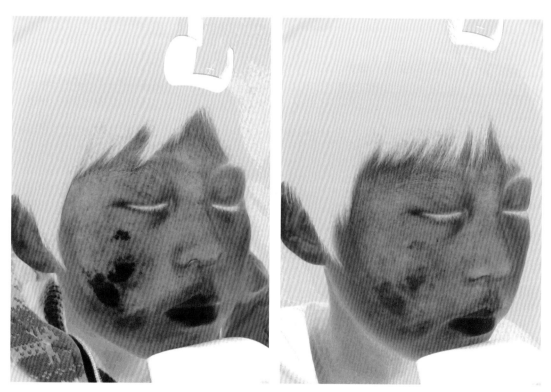

图 2-1-31　右面部鲜红斑痣的血管分析影像

　　图 2-1-30 患者，在 VISIA 皮肤分析仪下的血管影像，可见治疗后毛细血管明显减少

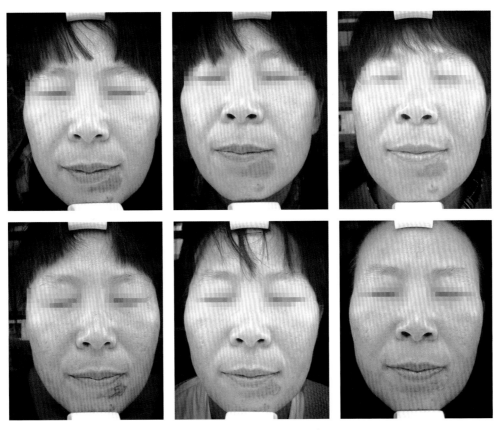

图 2-1-32　下面部鲜红斑痣

　　45 岁女性，上 3 图分别为治疗前、治疗 1 次后和治疗 2 次后，可见皮损颜色变淡。第 3 次治疗后局部出现水疱，并留有瘢痕，可见在激光能量不变的情况下，有些因素也会影响效果或引起副作用，如局部皮肤状态、术后冰敷时间和操作时的重叠情况等。前 3 次治疗参数：585/1064nm，脉宽 2/15ms，能量 8/30 J/cm^2，脉冲间隔 medium，光斑直径 7mm。其后同时使用染料激光和 CO$_2$ 点阵激光治疗红斑和瘢痕，又经过 5 次治疗，红斑基本消退，瘢痕明显改善。后 5 次治疗参数：585nm，脉宽 2ms，能量 7.5 J/cm^2，光斑直径 7mm。下 3 图分别为第 3 次治疗后、第 5 次治疗后和第 8 次治疗后

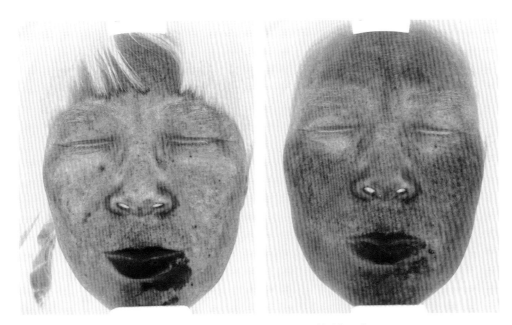

图 2-1-33　下面部鲜红斑痣的血管分析影像

　　图 2-1-32 患者，在 VISIA 皮肤分析仪下显示的血管影像，可见 8 次治疗后毛细血管明显减少

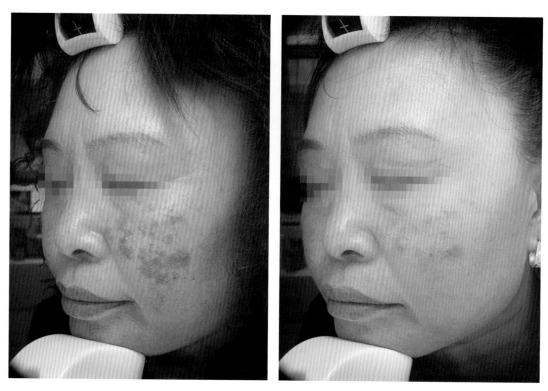

图 2-1-34　左面部鲜红斑痣

48 岁女性，左图为治疗前，右图为治疗 4 次后效果，可见明显改善。参数：585/1064nm，脉宽 2～6/15ms，能量 8/35 J/cm²，脉冲间隔 medium，光斑直径 7mm

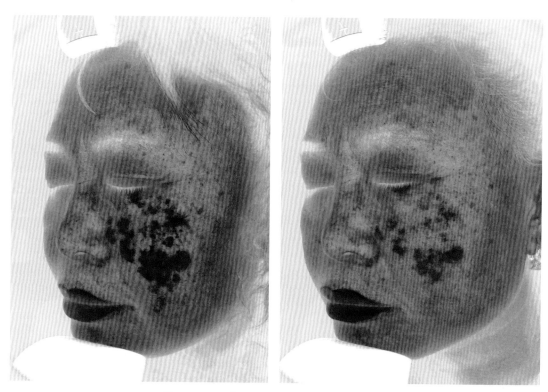

图 2-1-35　左面部鲜红斑痣的血管分析影像

图 2-1-34 患者，在 VISIA 皮肤分析仪下显示的血管影像，可见 4 次治疗后毛细血管明显减少

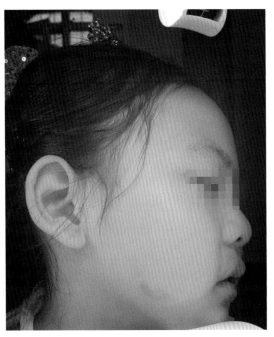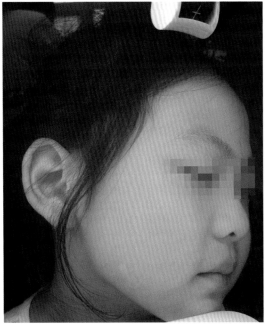

图 2-1-36　右下面部鲜红斑痣

　　7 岁女孩，左图为治疗前，右图为治疗 1 次后效果，接近临床治愈，因肤色较暗，留有暂时性色素脱失。参数：585nm，脉宽 2ms，能量 7.5J/cm²，光斑直径 7mm

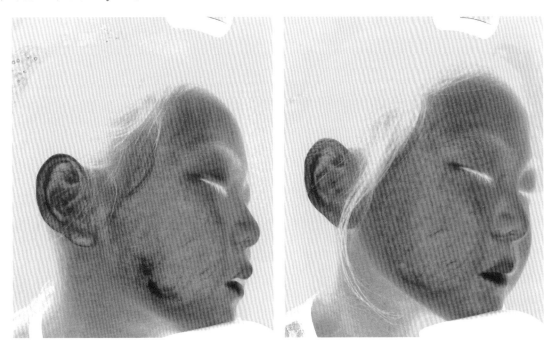

图 2-1-37　右下面部鲜红斑痣的血管分析影像

　　图 2-1-36 患者，在 VISIA 皮肤分析仪下显示的血管影像，可见 1 次治疗后毛细血管明显减少

六、血管痣

　　周围伴有毛细血管扩张的血管痣也称蜘蛛痣，治疗同血管角皮瘤（图 2-1-38 ~ 图 2-1-46）。突出于皮面的

皮损部位在萎缩过程中有可能出现凹陷性瘢痕，这与治疗参数、皮损深浅和个体差异等有关（图 2-1-46）。

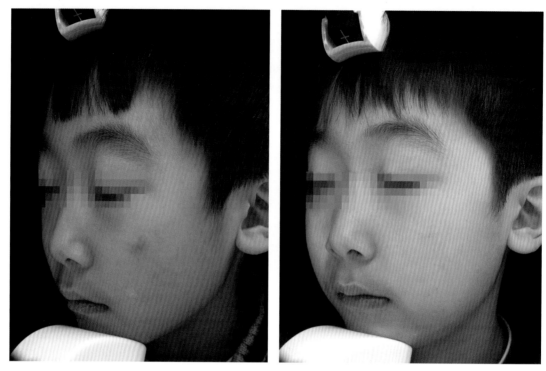

图 2-1-38　左面部血管痣

8 岁男孩，左图为治疗前，右图为治疗 1 次后效果，可见明显改善。参数：585/1064nm，脉宽 6/15ms，能量 7.5/35 J/cm²，脉冲间隔 medium，光斑直径 7mm

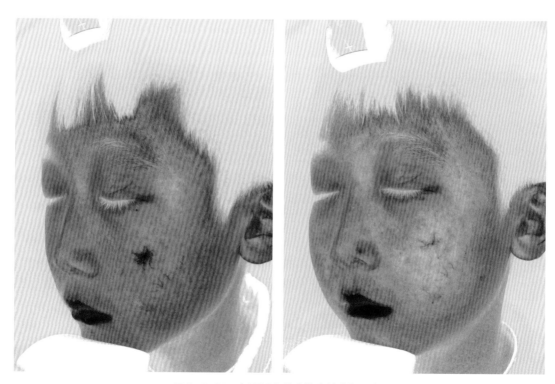

图 2-1-39　左面部血管痣的血管分析影像

图 2-1-38 患者，在 VISIA 皮肤分析仪下显示的血管影像，可见治疗 1 次后毛细血管明显减少

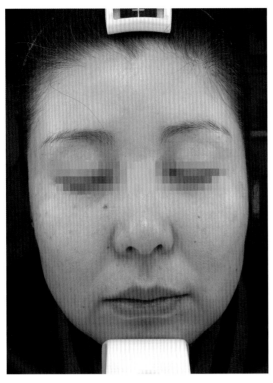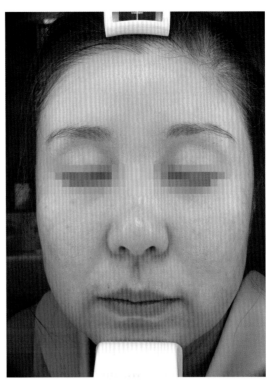

图 2-1-40　右面部血管痣

　　43 岁女性，左图为治疗前，右图为治疗 1 次后治愈。小的血管痣，尤其是丘疹型皮损，使用穿透层次更深的 1064nm 激光往往能取得较好的效果。参数：1064nm，脉宽 20ms，能量 110 J/cm²，光斑直径 7mm

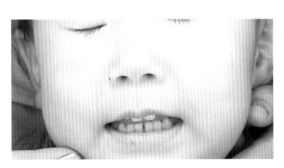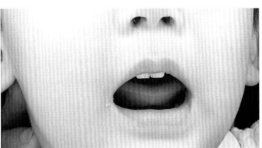

图 2-1-41　下唇部血管痣

　　4 岁女孩，左图为治疗前，右图为治疗 1 次后治愈。参数：585/1064nm，脉宽 6/15ms，能量 8/40 J/cm²，脉冲间隔 medium，光斑直径 7mm

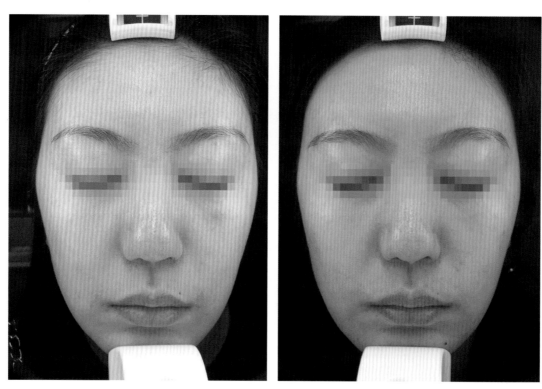

图 2-1-42　左面部血管痣

25 岁女性，左图为治疗前，右图为治疗 4 次后效果，可见明显改善。有的血管痣比较顽固，治疗参数也需不停变换，首次治疗前应该向患者进行必要的交代。参数：585/1064nm，脉宽 2～6/15ms，能量 7.5～8.5/35～60 J/cm²，脉冲间隔 medium，光斑直径 7mm

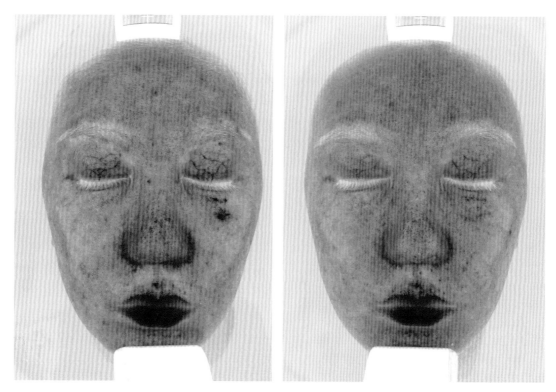

图 2-1-43　左面部血管痣的血管分析影像

图 2-1-42 患者，在 VISIA 皮肤分析仪下显示的血管影像，可见治疗 4 次后毛细血管明显减少

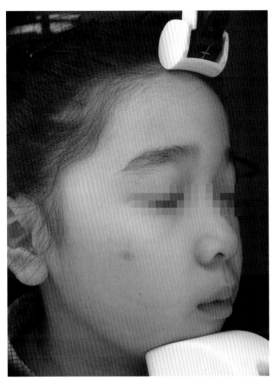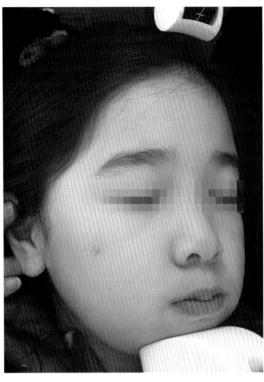

图 2-1-44　右面部血管痣

8 岁女孩，左图为治疗前，右图为治疗后效果。1 次治疗后 2 周明显改善，其后血管再次出现并加重，右图为治疗后 45 天，以上提示血管痣治疗后可有复发或加重情况。参数：585/1064nm，脉宽 6/15ms，能量 8.5/35 J/cm²，脉冲间隔 medium，光斑直径 7mm

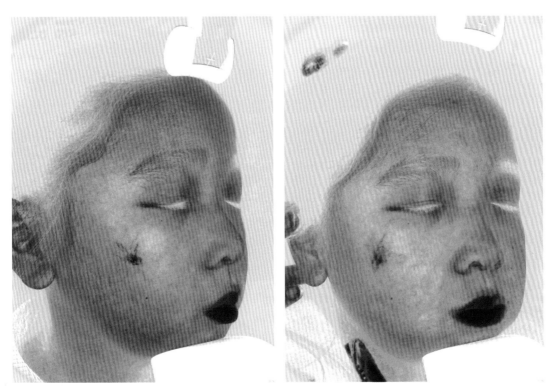

图 2-1-45　右面部血管痣的血管分析影像

图 2-1-44 患者，在 VISIA 皮肤分析仪下显示的血管影像，可见 1 次治疗后原血管区域减少，但也有新生血管区域

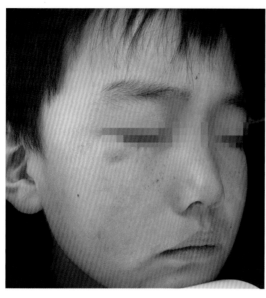
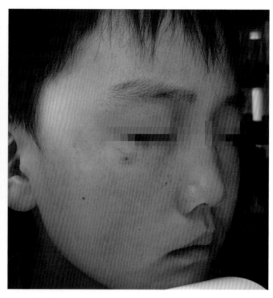

图 2-1-46 右面部血管痣

11 岁男孩，左图为治疗前，右图为治疗后效果。右面颊部皮损部位治疗 2 次后出现水疱，遗留凹陷性瘢痕。参数：585/1064nm，脉宽 10/15ms，能量 8/45 J/cm²，脉冲间隔 medium，光斑直径 10mm

七、毛细血管扩张

毛细血管扩张的相关病因有遗传性、长期光照、地理因素（高原红）、继发于某些疾病（酒渣鼻、皮炎、心脏病、铅中毒）、长期外用激素等。可采用 585nm 脉冲染料激光、1064nm 激光或强脉冲光（IPL）治疗，需治疗数次（图 2-1-47 ~ 图 2-1-59）。有些患者术后护理不到位或血管增生过快，会导致疗效较差。冰敷不到位、参数不合适或操作不当时有形成水疱和瘢痕的风险。

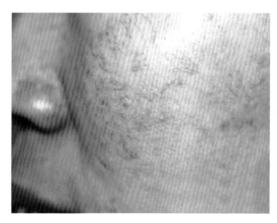
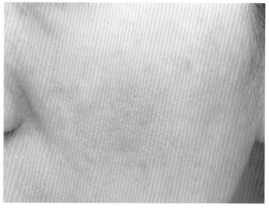

图 2-1-47 左面部毛细血管扩张

45 岁女性，左图为治疗前，右图为治疗 3 次后效果。两颊皮损，治疗 3 次后扩张的毛细血管基本消退。参数：585/1064nm，脉宽 6/15ms，能量 8/35 J/cm²，脉冲间隔 medium，光斑直径 7mm

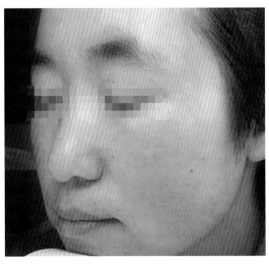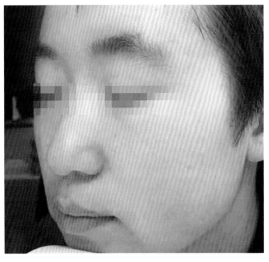

图 2-1-48 左面部毛细血管扩张

27 岁女性，左图为治疗前，右图为治疗 3 次后效果。面颊潮红 10 余年，治疗 3 次后明显改善。参数：585nm，脉宽 2～6ms，能量 7.5 J/cm²，光斑直径 7mm

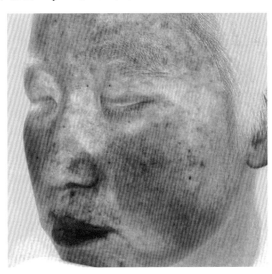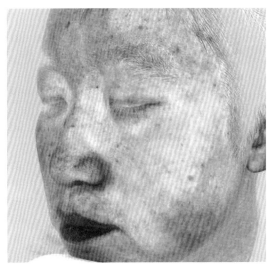

图 2-1-49 左面部毛细血管扩张的血管分析影像

图 2-1-48 患者，在 VISIA 皮肤分析仪下显示的血管影像，可见治疗后毛细血管明显减少

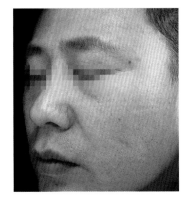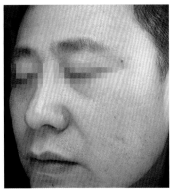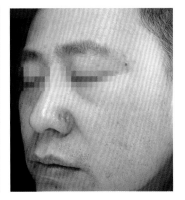

图 2-1-50 左鼻翼毛细血管扩张

42 岁男性，左图为治疗前，中图为治疗 1 次后效果，右图为治疗 2 次后效果。治疗前左鼻翼可见粗大血管，治疗 1 次后血管变细。第 2 次治疗时操作者重叠治疗次数过多，导致局部组织热损伤，1 个月后可见遗留的凹陷性瘢痕。参数：585/1064nm，脉宽 10/15ms，能量 8/35 J/cm²，脉冲间隔 medium，光斑直径 7mm

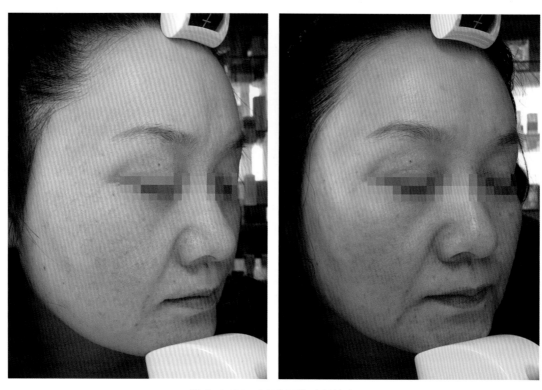

图 2-1-51　右面部毛细血管扩张

46 岁女性，左图为治疗前，右图为治疗 2 次后效果，可见明显改善。参数：585/1064nm，脉宽 10/15ms，能量 8/40 J/cm²，脉冲间隔 medium，光斑直径 7mm

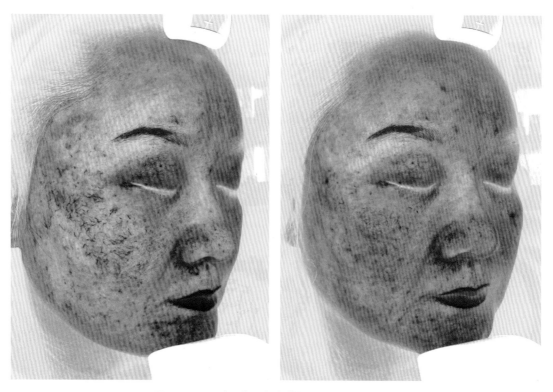

图 2-1-52　右面部毛细血管扩张的血管分析影像

图 2-1-51 患者，在 VISIA 皮肤分析仪下显示的血管影像，可见治疗后毛细血管明显减少

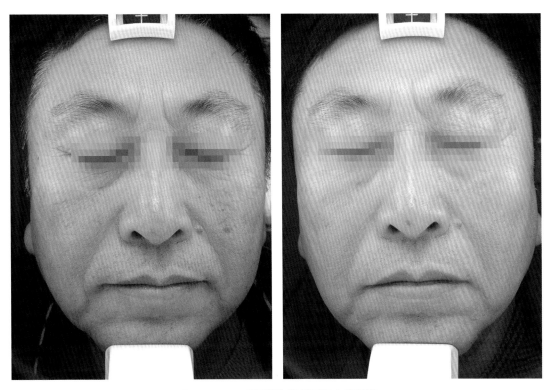

图 2-1-53　双面颊和鼻部毛细血管扩张

56 岁男性，左图为治疗前，右图为治疗 3 次后效果。治疗前表现为双侧面颊和鼻部皮损，治疗 3 次后明显改善，但鼻尖出现水疱，愈后遗留凹陷性瘢痕。参数：585/1064nm，脉宽 6/15ms，能量 8/35 J/cm²，脉冲间隔 medium，光斑直径 7mm

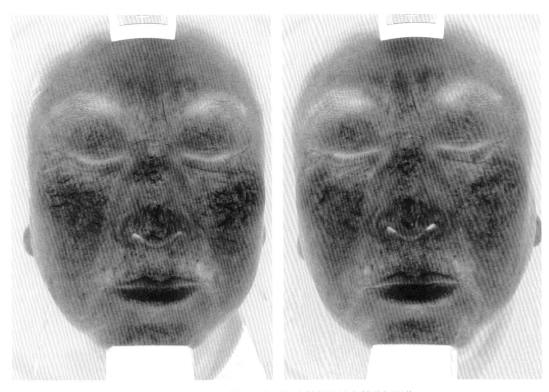

图 2-1-54　双面颊和鼻部毛细血管扩张的血管分析影像

图 2-1-53 患者，在 VISIA 皮肤分析仪下显示的血管影像，可见治疗后毛细血管明显减少

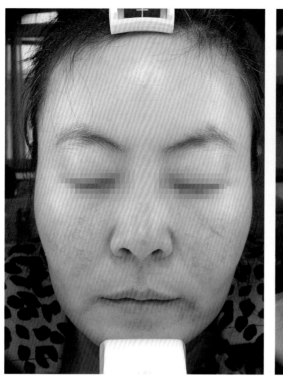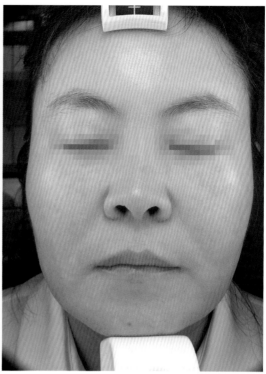

图 2-1-55　双面颊和鼻部毛细血管扩张

　　42 岁女性，左图为治疗前，右图为治疗 3 次后效果。治疗前表现为面颊和鼻部皮损，治疗 3 次后明显改善。参数：585/1064nm，脉宽 6/15ms，能量 8/35 J/cm²，脉冲间隔 medium，光斑直径 7mm

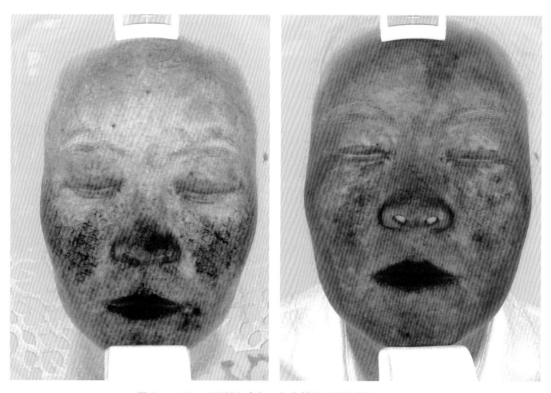

图 2-1-56　双面颊和鼻部毛细血管扩张的血管分析影像

　　图 2-1-55 患者，在 VISIA 皮肤分析仪下显示的血管影像，可见治疗后毛细血管明显减少

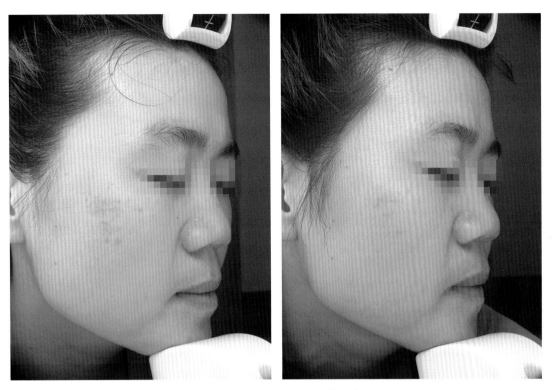

图 2-1-57　右面部毛细血管扩张

27 岁女性，左图为治疗前，右图为治疗 1 次后效果，可见明显改善。参数：585/1064nm，脉宽 6/15ms，能量 8/35 J/cm^2，脉冲间隔 medium，光斑直径 7mm

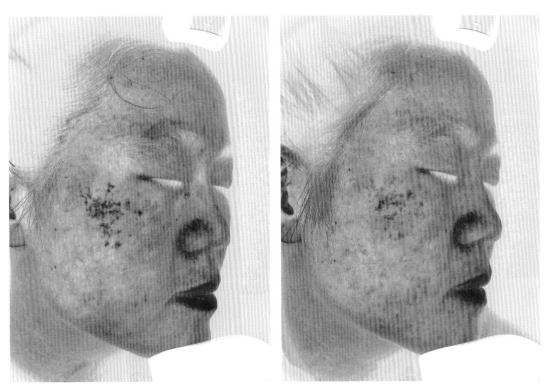

图 2-1-58　右面部毛细血管扩张的血管分析影像

图 2-1-57 患者，在 VISIA 皮肤分析仪下显示的血管影像，可见治疗后毛细血管明显减少

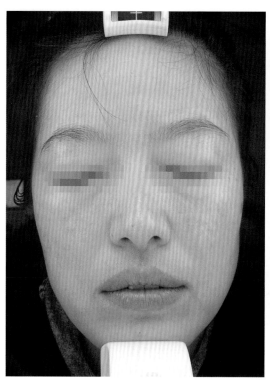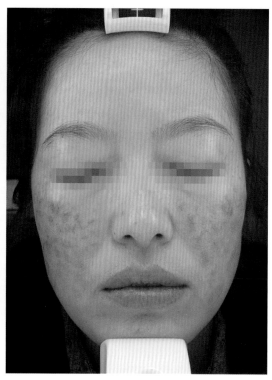

图 2-1-59　双侧面颊部毛细血管扩张

　　38 岁女性，左图为治疗前，右图为治疗后效果。治疗前表现为双侧面颊部皮损，治疗后即刻可见照射区域出现紫癜样改变。参数：585，脉宽 2ms，能量 7.5 J/cm^2，光斑直径 7mm

八、海绵状血管瘤

　　海绵状血管瘤属静脉畸形，可口服药物、硬化治疗或手术治疗，深层巨大的可行手术切除、皮瓣移植结合长脉宽 1064nm 激光治疗。不建议单独使用激光治疗。

第二节

色素增加性皮肤病

色素增加性皮肤病可分为浅表型（雀斑、咖啡斑、黑子、斑痣、黄褐斑等）、真皮型（太田痣、颧部褐青色痣、色素性毛表皮痣等）和外源型（文刺、外伤性文身、炎症后色素沉着等）。

一、雀斑

雀斑属常染色体显性遗传，多为直径 1～2mm 的淡褐色至深褐色斑点，散在不融合，多见于暴露部位，紫外线可使其加重。可采用调 Q532nm、调 Q755nm、调 Q694nm、长脉宽 755nm 激光和强脉冲光治疗（图 2-2-1～图 2-2-10）。一次可清除 50%～90%，术后加强防晒，多可维持 2 年以上，间断性使用强脉冲光治疗可长期保持疗效。

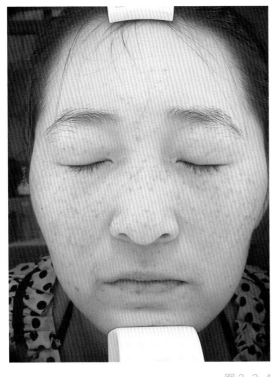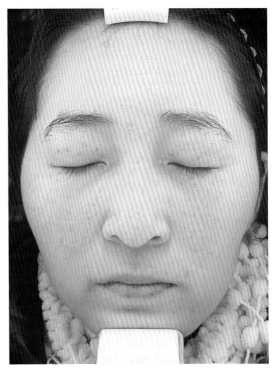

图 2-2-1　**面部雀斑**

　　30 岁女性，左图为治疗前，右图为 IPL 治疗 2 次后效果，可见斑点明显减少。眼睑部位因不能照射，皮损无变化。参数：560nm，单脉冲，脉宽 4ms，能量 10 J/cm^2

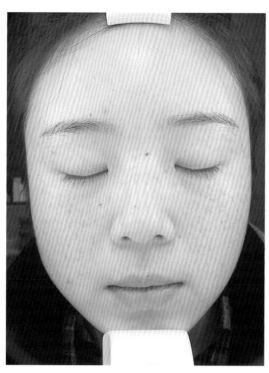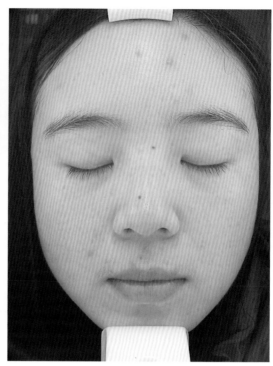

图 2-2-2　面部雀斑

　　24 岁女性，左图为治疗前，右图为紫翠宝石激光治疗 1 次后 11 个月，可见斑点明显减少。与 IPL 相比，紫翠宝石激光的优点是光亮度较 IPL 弱，眼睑部位也可治疗，且雀斑一次清除率高于 IPL。参数：755nm，脉宽 0.5ms，能量 20 J/cm²，光斑直径 5mm

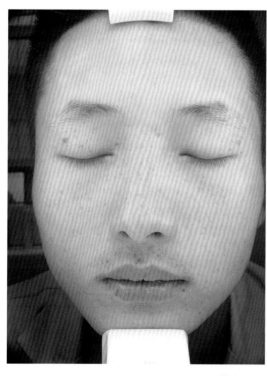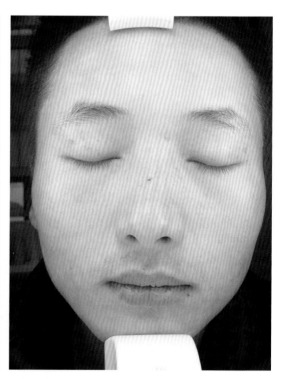

图 2-2-3　面部雀斑

　　25 岁男性，左图为治疗前，右图为紫翠宝石激光联合 IPL 治疗 1 次后 1 个月，可见面部（使用 IPL）和眼睑（使用 755nm 激光）斑点明显减少。参数：IPL，560nm，单脉冲，脉宽 4ms，能量 11 J/cm²；755nm 激光，脉宽 0.5ms，能量 20 J/cm²，光斑直径 5mm

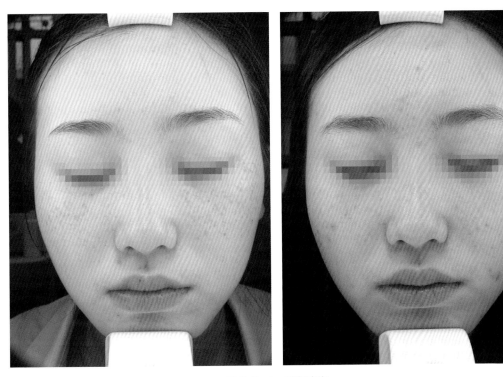

图 2-2-4　面部雀斑

23 岁女性，左图为治疗前，右图为紫翠宝石激光治疗 1 次后 5 个月，可见面部斑点明显减少。参数：755nm，脉宽 0.5ms，能量 20 J/cm²，光斑直径 5mm

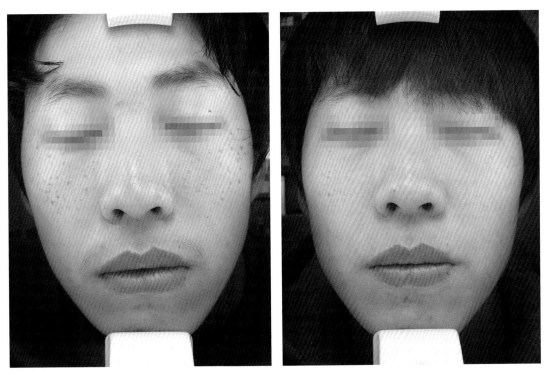

图 2-2-5　面部雀斑

18 岁男性，左图为治疗前，右图为紫翠宝石激光治疗 2 次的两年半后，可见面部斑点明显减少，且复发和新发不多。该男士治疗后长期未采取防晒措施，提示 755nm 激光治疗后效果可长久维持，在未防晒情况下其疗效主要与日光下暴露时间和个体差异有关。参数：755nm，脉宽 0.5ms，能量 20 J/cm²，光斑直径 5mm

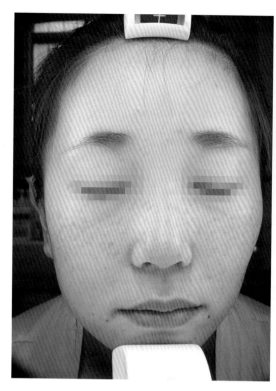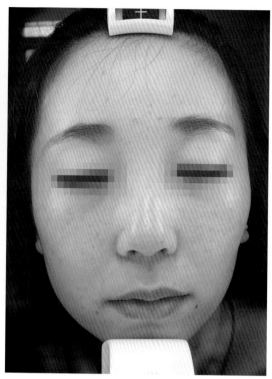

图 2-2-6　面部雀斑

　　28 岁女性，左图为治疗前，右图为紫翠宝石激光治疗 1 次后 2 个月，可见面部斑点明显减少。如皮损颜色为淡褐色，可适当提高能量。参数：755nm，脉宽 0.5ms，能量 24 J/cm²，光斑直径 5mm

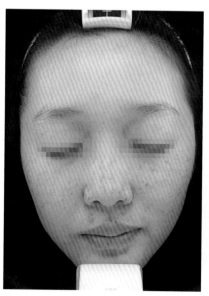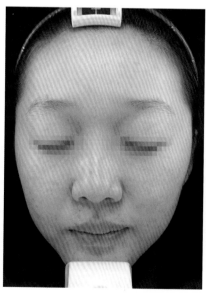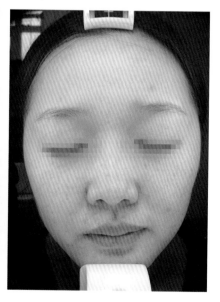

图 2-2-7　面部雀斑

　　22 岁女性，左图为治疗前，中图为紫翠宝石激光治疗 1 次后 1 个月，右图为治疗后 2 年，可见面部斑点明显减少，且 2 年后新发和复发不明显。参数：755nm，脉宽 0.5ms，能量 22 J/cm²，光斑直径 5mm

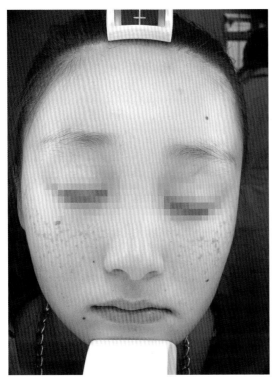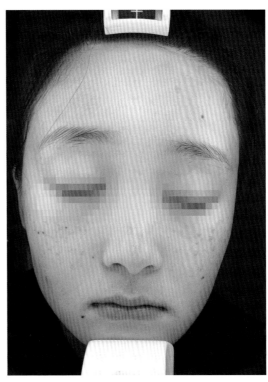

图 2-2-8　面部雀斑

19 岁女性，左图为治疗前，右图为 IPL 治疗 1 次后 8 个月，可见面部斑点明显减少，与 755nm 紫翠宝石激光相比，IPL 一次治疗清除率稍低。参数：560nm，双脉冲，脉宽 3ms，脉冲延迟 25ms，能量 16 J/cm^2

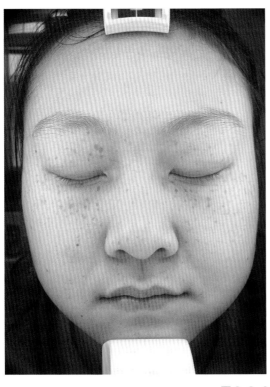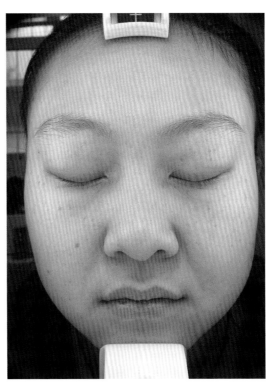

图 2-2-9　面部雀斑

18 岁女性，左图为治疗前，右图为紫翠宝石激光联合 IPL 治疗 1 次后 1 个月，可见面部（使用 IPL）和眼睑（使用 755nm 激光）斑点明显减少。参数：IPL，560nm，单脉冲，脉宽 4ms，能量 11 J/cm^2；755nm 激光，脉宽 0.5ms，能量 20 J/cm^2，光斑直径 5mm

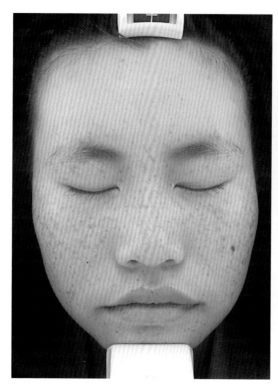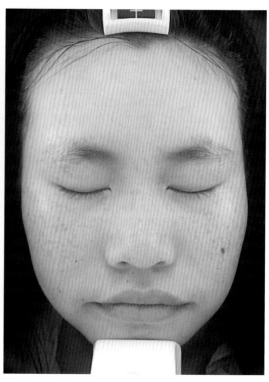

图 2-2-10　面部雀斑

18 岁女性，左图为治疗前，右图为紫翠宝石激光治疗 1 次后 1 个月，可见面部斑点明显减少。此患者皮损较多，颜色深浅不一，其后可配合 IPL 治疗数次，可去除大部分斑点。参数：755nm，脉宽 0.5ms，能量 20 J/cm²，光斑直径 5mm

二、咖啡斑

咖啡斑与遗传相关，为大小不等的先天性淡褐色至深褐色斑片，界限清楚，可能伴有神经纤维瘤病。目前没有一种激光能达到完全理想的疗效，治疗后复发率可超过 60%，常用调 Q532nm、调 Q755nm、调 Q694nm 激光或强脉冲光治疗（图 2-2-11～图 2-2-22）。多数需治疗 3 次以上，每次治疗间隔 2 个月，可明显减淡斑片，部分可取得理想效果。后期如果复发，可根据复发速度间断性进行治疗。

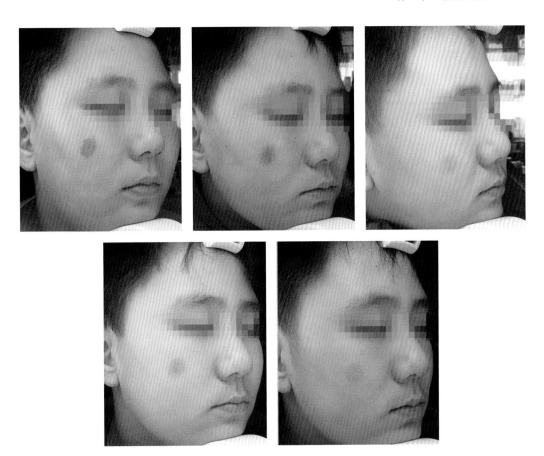

图2-2-11　右面部咖啡斑

13岁男孩，上左图为治疗前，上中图为治疗1次后效果，上右图为治疗2次后效果，下左图为治疗3次后效果，下右图为治疗4次后效果。治疗后可见面部斑片明显减淡，但在第3次治疗后有所反复，颜色比第2次治疗后有所加深，提示咖啡斑预后效果不确定。如出现复发，可间隔一定时期重复进行治疗。参数：Q532nm，能量0.8~1 J/cm²，光斑直径3mm

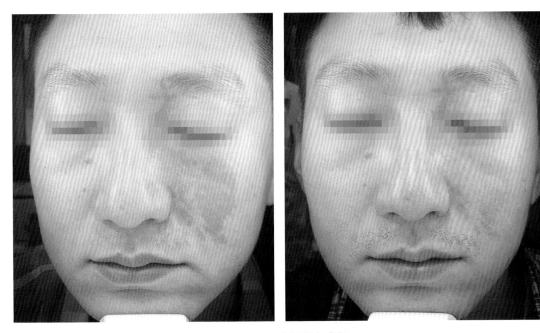

图2-2-12　左面部咖啡斑

35岁男性，左图为治疗前，右图为治疗1次后2个月效果，可见斑片明显减淡，效果较为理想。参数：Q532nm，能量0.7 J/cm²，光斑直径3mm

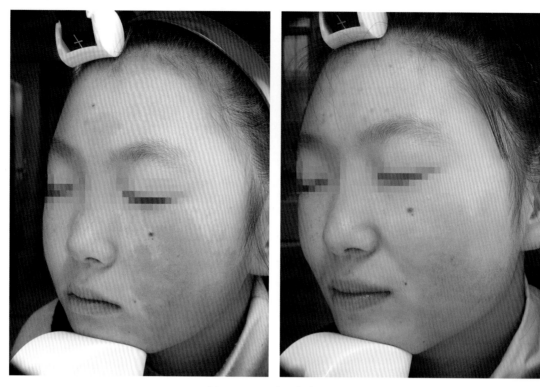

图 2-2-13　左面部咖啡斑

12 岁女孩，左图为治疗前，右图为治疗 4 次后 2 个月效果，可见斑片明显减淡，效果较好。参数：Q532nm，能量 0.8 J/cm²，光斑直径 3mm

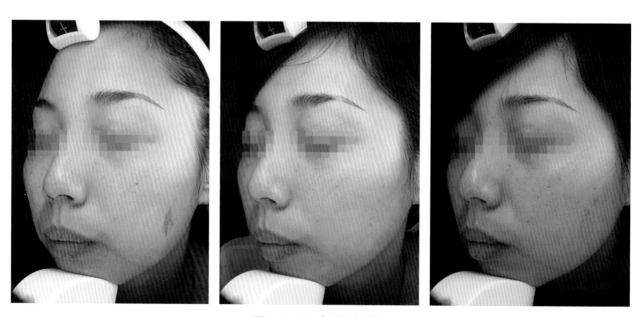

图 2-2-14　左面部咖啡斑

25 岁女性，左图为治疗前，中图为治部 1 次后效果，右图为治疗 2 次后效果。第 1 次治疗后出现暂时性色素脱失，呈斑驳状。第 2 次治疗后斑片明显减淡。参数：Q532nm，能量 0.8 J/cm²，光斑直径 3mm

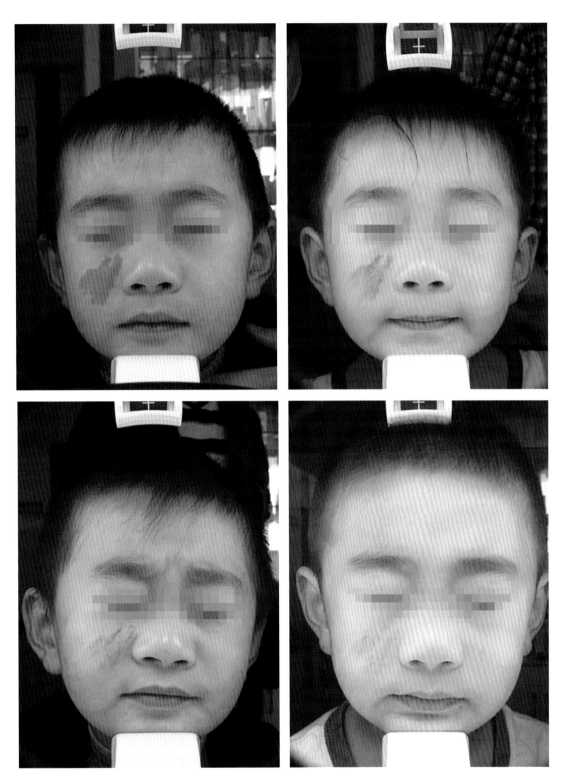

图 2-2-15　右面部咖啡斑

　　4 岁男孩，上左图为治疗前，上右图为治疗 1 次后效果，下左图为治疗 2 次后效果，下右图为治疗 5 次后的效果，可见斑片逐渐减少和减淡。参数：Q532nm，能量 0.8～1 J/cm²，光斑直径 3mm

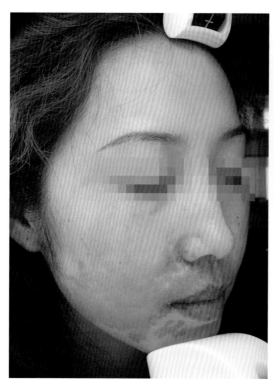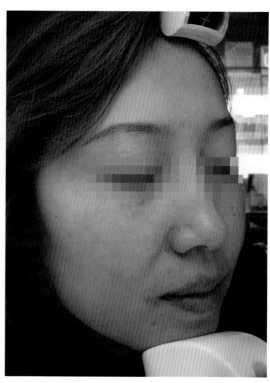

图 2-2-16　右面部咖啡斑

　　33 岁女性，左图为治疗前，右图为治疗 1 次后效果，可见斑片基本消退，效果良好。参数：Q532nm，能量 1 J/cm^2，光斑直径 3mm

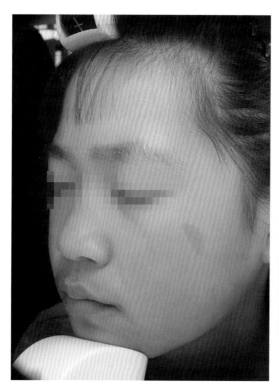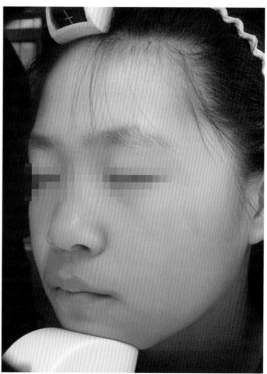

图 2-2-17　左面部咖啡斑

　　10 岁女孩，左图为治疗前，右图为治疗 2 次后效果，可见斑片明显消退，效果良好。参数：Q532nm，能量 0.8 J/cm^2，光斑直径 3mm

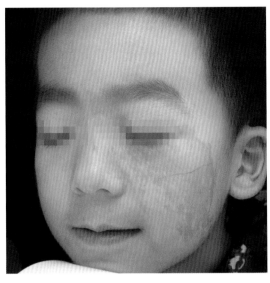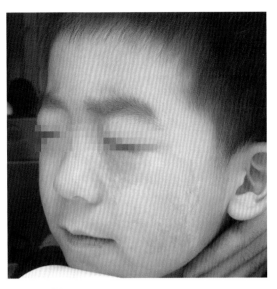

图 2-2-18　左面部咖啡斑

　　6 岁男孩，左图为治疗前，右图为下半部斑片治疗 1 次后效果，可见上半部未治疗的斑片无变化，下半部斑片多数消退，此图是一较明显的自身对照效果图。参数：Q532nm，能量 0.7J/cm²，光斑直径 3mm

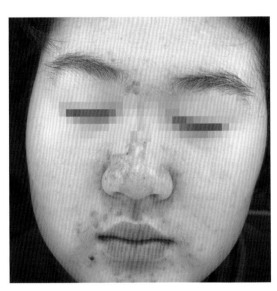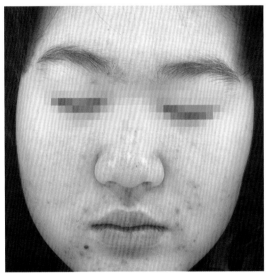

图 2-2-19　鼻背部咖啡斑

　　18 岁女性，左图为治疗前，右图为治疗 1 次后效果，可见斑片多数消退。参数：Q532nm，能量 0.8J/cm²，光斑直径 3mm

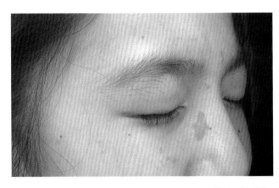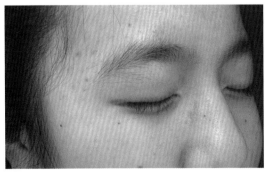

图 2-2-20　右面部咖啡斑

　　12 岁女孩，左图为治疗前，右图为治疗 2 次后效果，可见斑片明显淡化。参数：Q532nm，能量 0.7J/cm²，光斑直径 3mm

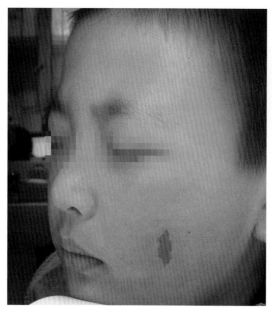
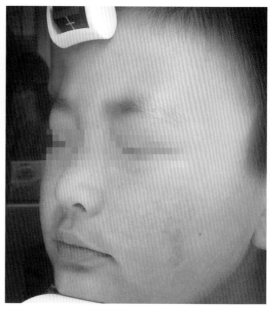

图 2-2-21　左面部咖啡斑

　　9 岁男孩，左图为治疗前，右图为治疗 2 次后效果，可见斑片明显淡化，接近临床治愈。参数：Q532nm，能量 0.7 J/cm²，光斑直径 3mm

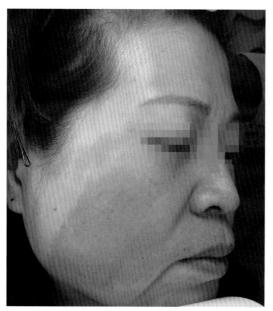
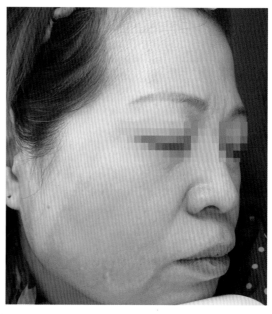

图 2-2-22　右面部咖啡斑

　　46 岁女性，左图为治疗前，右图为治疗 2 次后效果，可见斑片明显淡化。参数：Q532nm，能量 0.8 J/cm²，光斑直径 3mm

三、黑子（雀斑样痣）

　　黑子于幼年发病，逐渐增多，至成年稳定，可发生于任何部位，为褐色或黑褐色斑点，可稍隆起，日晒后不加重。治疗同雀斑，预后较好。

四、斑痣

斑痣于出生时或幼年发病，为淡褐色斑片，界限清楚，表面散在粟粒大小棕褐色斑丘疹。治疗同咖啡斑，或结合 CO_2 激光直接磨削斑片上的黑色痣样斑点（图 2-2-23 ~ 图 2-2-27）。

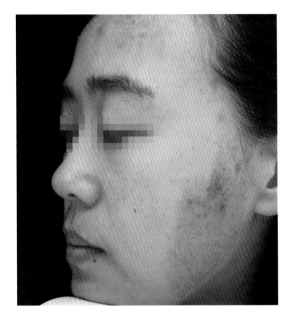
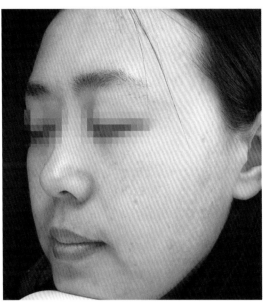

图 2-2-23　**左面部斑痣**

29 岁女性，左图为治疗前，右图为治疗 3 次后效果，可见斑点和斑片明显淡化。参数：Q755nm，能量 7 J/cm²，光斑直径 3mm

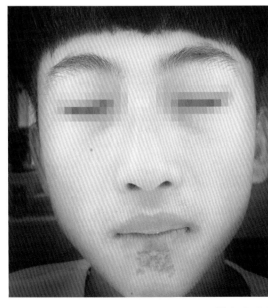
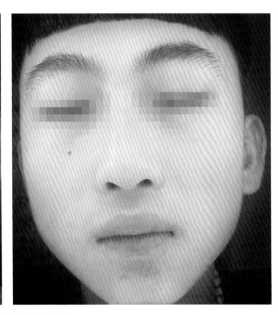

图 2-2-24　**下面部斑痣**

17 岁男性，左图为治疗前，右图为治疗 1 次后效果，可见斑点、斑片明显淡化。参数：Q532nm，能量 0.8 J/cm²，光斑直径 3mm

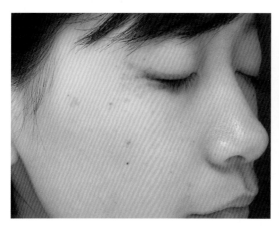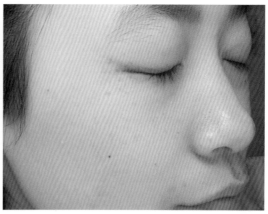

图 2-2-25 右眼周斑痣

　　20 岁女性，左图为治疗前，右图为治疗 1 次后效果，可见斑片明显淡化。该患者使用长脉宽 755nm 紫翠宝石激光治疗，对于颜色较深的表浅斑片，此种激光一般效果不错，无结痂和色素沉着等并发症发生。参数：755nm，脉宽 0.5ms，能量 20 J/cm²，光斑直径 5mm

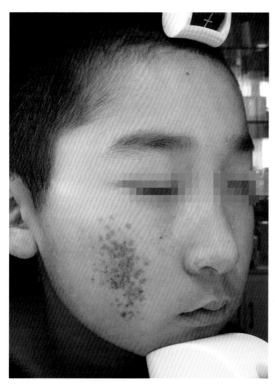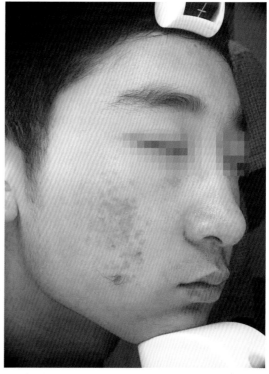

图 2-2-26 右面部斑痣

　　14 岁男孩，左图为治疗前，右图为治疗 2 次后效果，可见斑点、斑片明显淡化。后期如果治疗深层色素，可考虑用调 Q1064nm 激光多次爆破。参数：Q532nm，能量 0.8 J/cm²，光斑直径 3mm

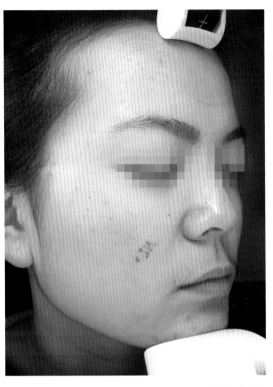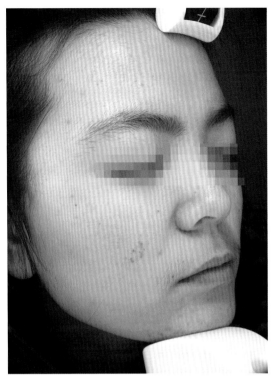

图 2-2-27　右面部斑痣

　　21 岁女性，左图为治疗前，右图为治疗 1 次后效果，可见斑点有所淡化。对于此种较小斑点，也可考虑直接用 CO_2 激光去除。参数：Q532nm，能量 0.8 J/cm²，光斑直径 3mm

五、黄褐斑

　　黄褐斑是多见于中青年女性面部的色素增加性皮肤病，男性也可发生（如喜爱钓鱼、爬山等户外运动的男士）。常春夏季加重，秋冬季减轻。好对称发生于颧部和颊部而呈蝴蝶形，也可累及前额、鼻、口周。典型皮损为黄褐色或深褐色斑片，大小不一，边缘清楚，无自觉症状。病程不定，可持续数月或数年。一般在 50 岁以后，色斑会逐渐向耳后、下颌方向退却。治疗的目的是保持淡化，很难达到迅速根治的效果。

　　可能的病因包括：紫外线照射，使用化妆品不当，妊娠，神经 - 内分泌紊乱（如产后、更年期女性易发），服用某些药物（如避孕药、氯丙嗪、苯妥英钠等），微量元素失衡，某些慢性疾病（如妇科疾病和肝炎、慢性酒精中毒、甲亢、结核病、内脏肿瘤等），遗传因素。

　　治疗：寻找病因、防晒、调整情绪、规律睡眠，可口服氨甲环酸片（1 片 / 次，1 次 / 日）和维生素 E 胶囊（2 粒 / 次，2 次 / 日）治疗，外用药物方面可使用氢醌霜、左旋维生素 C 等。有条件的可配合进行果酸换肤和医学美白疗程。光学治疗方面，可使用大光斑直径低能量调 Q 激光（"白瓷娃娃"）、点阵调 Q 激光或强脉冲光（IPL）治疗（图 2-2-28 ~ 图 2-2-34）。

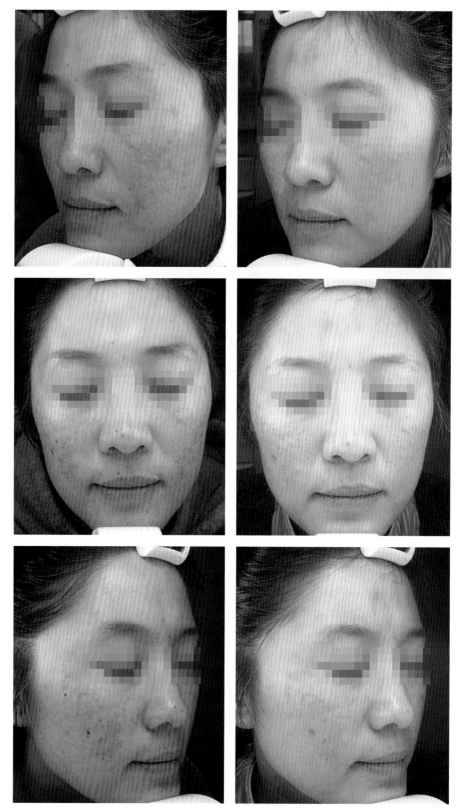

图 2-2-28　面部黄褐斑

　　43 岁女性，治疗前后左斜侧位、正位、右斜侧位 3 个角度的对比图。每组对比图左侧为治疗前、右侧为治疗 3 次后效果。治疗方法为 1 次 CO_2 激光去痣、2 次 IPL。治疗后可见斑片有所淡化，面部肤色变白，均匀度明显提高。IPL 治疗时须根据肤色选取安全波长和脉冲模式，在避免正常皮肤损伤的基础上调节适当能量以淡化皮损。参数：IPL，560nm，双脉冲，脉宽 3.5ms，脉冲间隔 25ms，能量 13～15 J/cm²

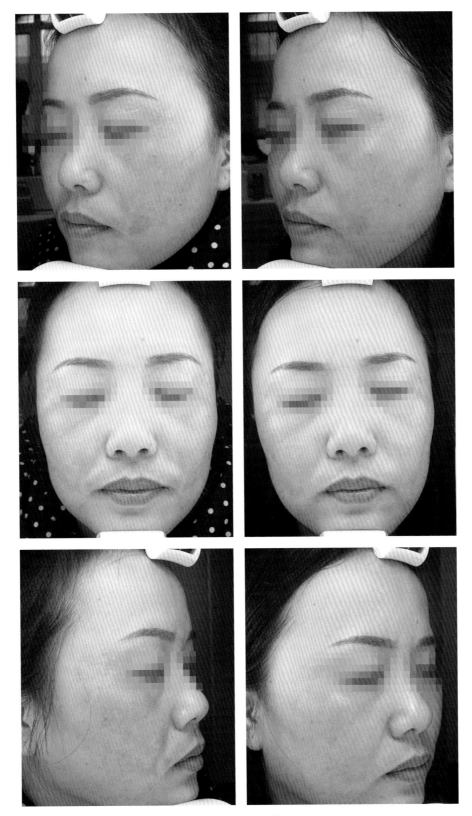

图 2-2-29 面部黄褐斑

32 岁女性，治疗前后左斜侧位、正位、右斜侧位 3 个角度的对比图。每组对比图左侧为治疗前、右侧为治疗后效果。治疗方法为 7 次大光斑直径、低能量调 Q 激光治疗，仅治疗两颊部位。治疗后可见斑片明显淡化。调 Q 激光治疗时，不需能量太大，数次轻微爆破后局部可见潮红，即为治疗终点，立刻冰敷以减少热弥散。参数：Q1064nm，能量 1.8~2 J/cm²，光斑直径 6~7mm

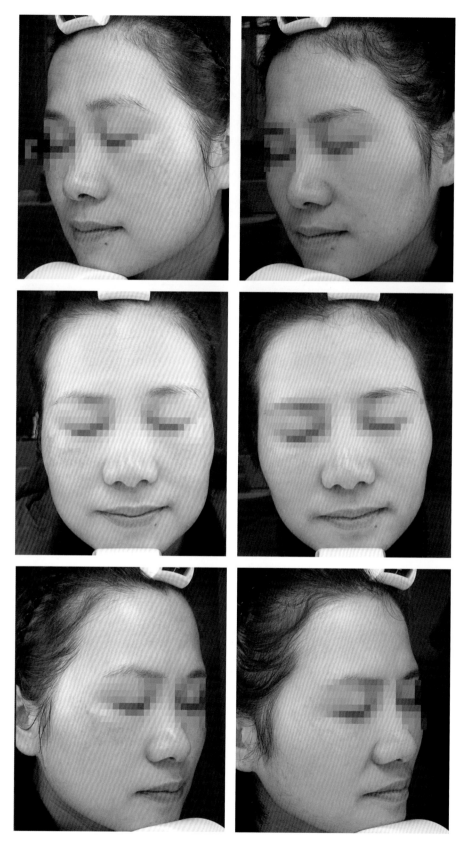

图 2-2-30　面部黄褐斑

36 岁女性，治疗前后左斜侧位、正位、右斜侧位 3 个角度的对比图。每组对比图左侧为治疗前、右侧为治疗后效果。治疗方法为 3 次 IPL 治疗。治疗后可见斑片明显淡化，面部肤色变白。参数：IPL，560nm，双脉冲，脉宽 3.5ms，脉冲间隔 25ms，能量 13～16 J/cm²

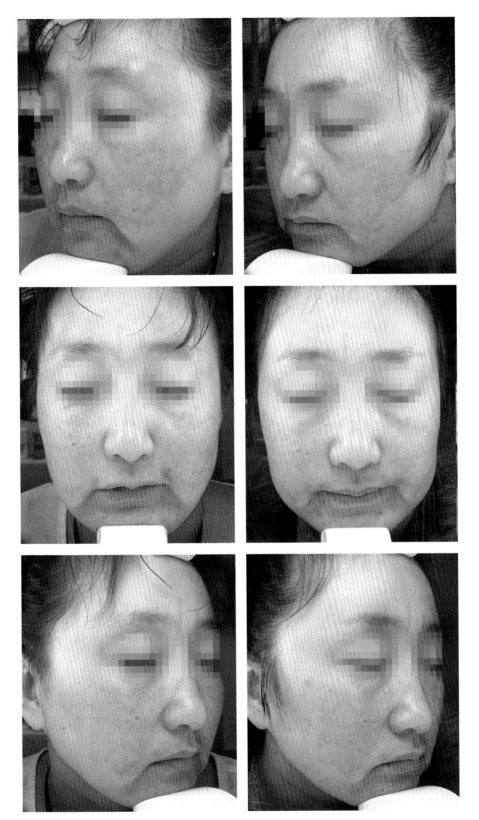

图 2-2-31　面部黄褐斑

　　38 岁女性，治疗前后左斜侧位、正位、右斜侧位 3 个角度的对比图。每组对比图左侧为治疗前、右侧为治疗后效果。治疗方法为 3 次 IPL 治疗。治疗后可见斑片有所淡化，面部肤色变白，均匀度明显提高。此患者肤色较暗，所以选用较长波长的滤波片，可减少对表皮的损伤，随着肤色逐渐亮白，斑片逐渐淡化，可适当提高能量。参数：IPL，590nm，双脉冲，脉宽 3.5ms，脉冲间隔 25ms，能量 13～17 J/cm^2

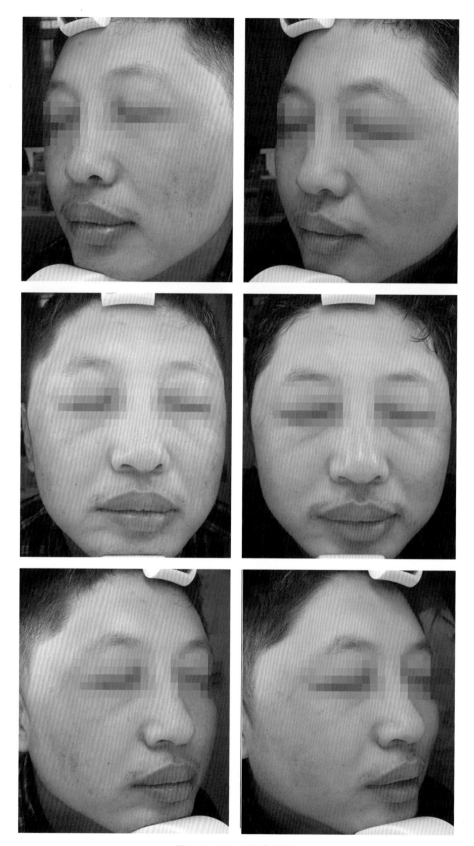

图 2-2-32　面部黄褐斑

　　38 岁男性，治疗前后左斜侧位、正位、右斜侧位 3 个角度的对比图。每组对比图左侧为治疗前、右侧为治疗后效果。治疗方法为 4 次 IPL 治疗。治疗后可见斑片明显淡化，均匀度明显提高。参数：IPL，560nm，单脉冲，脉宽 4.0ms，能量 10～11 J/cm^2

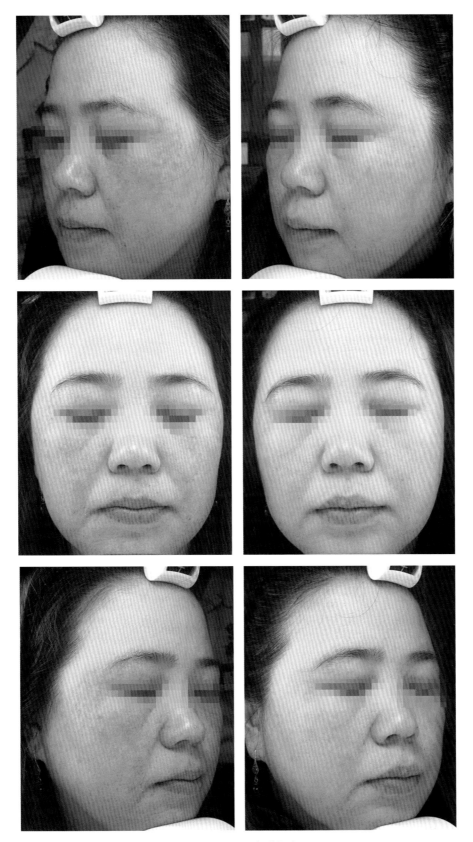

图 2-2-33　面部黄褐斑

　　41 岁女性，治疗前后左斜侧位、正位、右斜侧位 3 个角度的对比图。每组对比图左侧为治疗前、右侧为治疗后效果。治疗方法为 3 次 IPL 治疗。治疗后可见斑片有所淡化，面部肤色变白，均匀度明显提高。参数：IPL，560nm，双脉冲，脉宽 3.5ms，脉冲间隔 25ms，能量 13～17 J/cm²

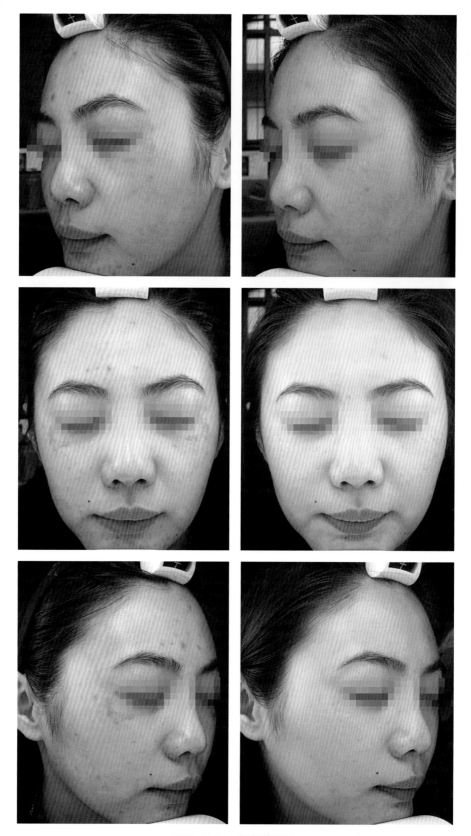

图 2-2-34　面部黄褐斑

　　31 岁女性，治疗前后左斜侧位、正位、右斜侧位 3 个角度的对比图。每组对比图左侧为治疗前、右侧为治疗后效果。治疗方法为 10 次大光斑直径、低能量调 Q 激光治疗，仅治疗颧部。治疗后可见斑片显著淡化，接近治愈。参数：Q1064nm，能量 1.5～2.3 J/cm²，光斑直径 6～7mm

六、太田痣

太田痣是波及巩膜及受三叉神经支配的面部皮肤（上下眼睑、颞部、颧部）的青褐色斑状损害，多为单侧性，多为先天性，少数于青少年期始发，不会自行消退。可使用调 Q1064nm、调 Q755nm、调 Q694nm 激光治疗，常需要进行 4～6 次治疗，每次治疗间隔 3～6 个月，疗效较好，预后可接近肤色，很少复发（图 2-2-35～图 2-2-41）。

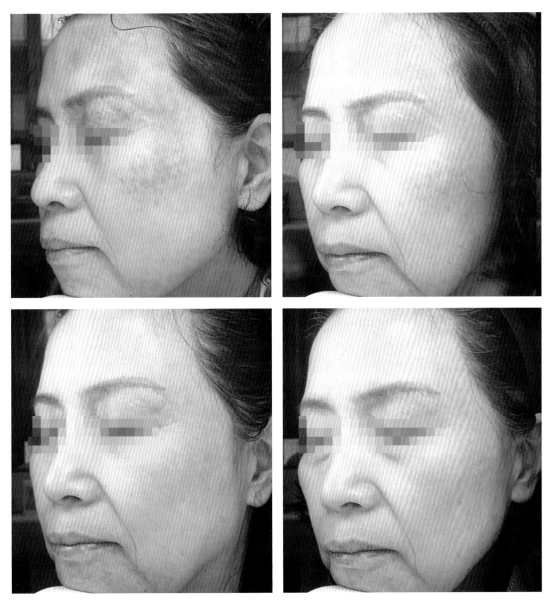

图 2-2-35　左面部太田痣

54 岁女性，上左图为治疗前，上右图为治疗 1 次后效果，下左图为治疗 2 次后效果，下右图为治疗 3 次后效果，可见青黑色皮损显著淡化，接近治愈。参数：Q1064nm，能量 7～10 J/cm²，光斑直径 3～4mm

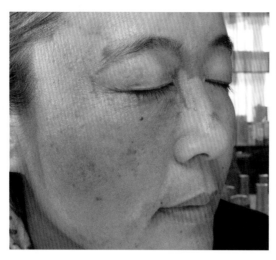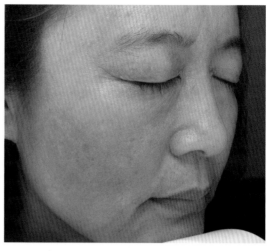

图 2-2-36 右面部太田痣

40 岁女性，左图为治疗前，右图为治疗 5 次后效果，可见青黑色皮损显著淡化，接近治愈。参数：Q1064nm，能量 7 ~ 9 J/cm^2，光斑直径 3 ~ 4mm

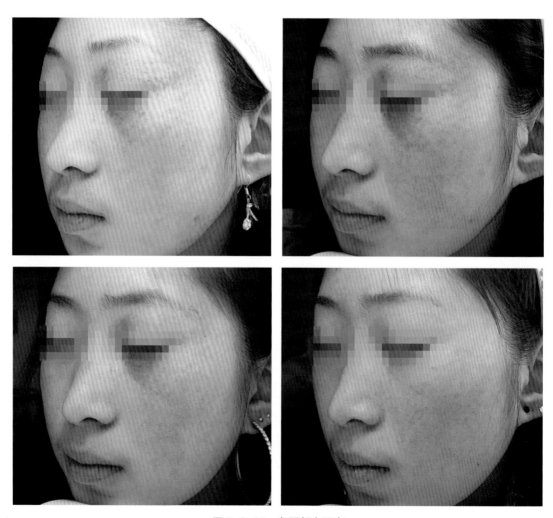

图 2-2-37 左面部太田痣

18 岁女性，上左图为治疗前，上右图为治疗 1 次后效果，下左图为治疗 2 次后效果，下右图为治疗 6 次后效果，可见青黑色皮损显著淡化，接近治愈。部分太田痣皮损在 1 次治疗后会有颜色加深现象，可能与皮内色素颗粒爆破后向表浅扩散有关，继续治疗，可呈现稳定淡化趋势。参数：Q1064nm，能量 7 ~ 9 J/cm^2，光斑直径 3 ~ 4mm

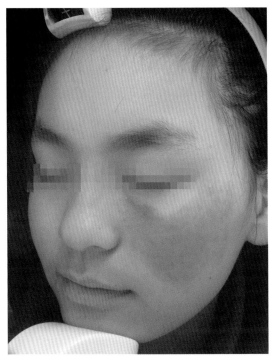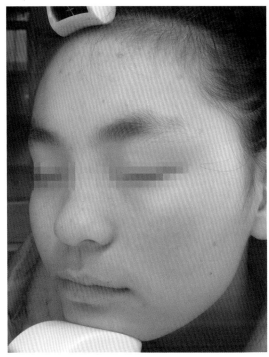

图 2-2-38　左面部太田痣

　　16 岁女性，左图为治疗前，右图为治疗 4 次后效果，可见青黑色皮损显著淡化，接近治愈。为减轻术后色素沉着可使用略低能量密度治疗，术后无明显结痂，有红肿和个别出血点，3～5 天即可恢复，疗效和次数与高能量治疗时差别不大。参数：Q1064nm，能量 6.5～7.5 J/cm²，光斑直径 4mm

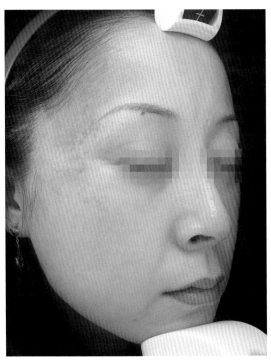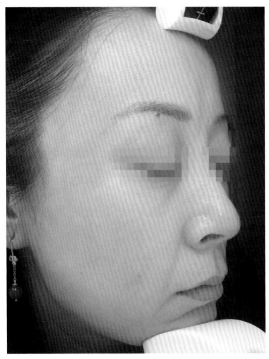

图 2-2-39　右面部太田痣

　　32 岁女性，左图为治疗前，右图为治疗 5 次后效果，可见青黑色皮损显著淡化，接近治愈。参数：Q1064nm，能量 7～9 J/cm²，光斑直径 3～4mm

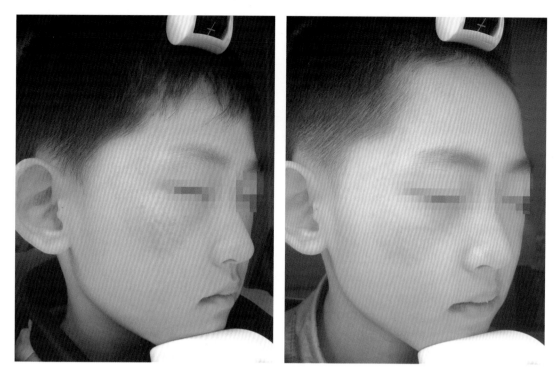

图 2-2-40　右面部太田痣

　　8 岁男孩，左图为治疗前，右图为治疗 4 次后效果，可见青黑色皮损显著淡化，接近治愈。参数：Q1064nm，能量 7 ~ 9 J/cm^2，光斑直径 3 ~ 4mm

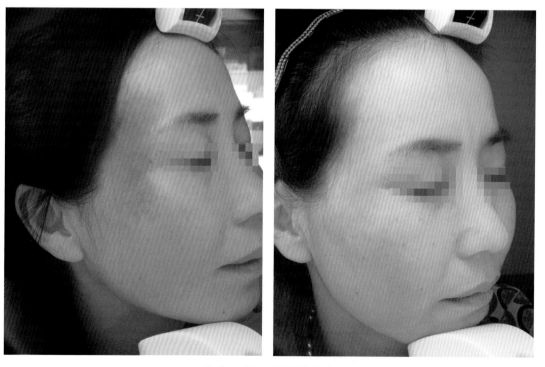

图 2-2-41　右面部太田痣

　　46 岁女性，左图为治疗前，右图为治疗 6 次后效果，可见青黑色皮损显著淡化，接近治愈。参数：Q1064nm，能量 6.5 ~ 7.5 J/cm^2，光斑直径 4mm

七、颧部褐青色痣

颧部褐青色痣多发生于 25 ～ 45 岁女性，为颧部散在的灰褐色、灰蓝色斑点，对称分布。治疗同太田痣，但易复发（图 2-2-42、图 2-2-43）。

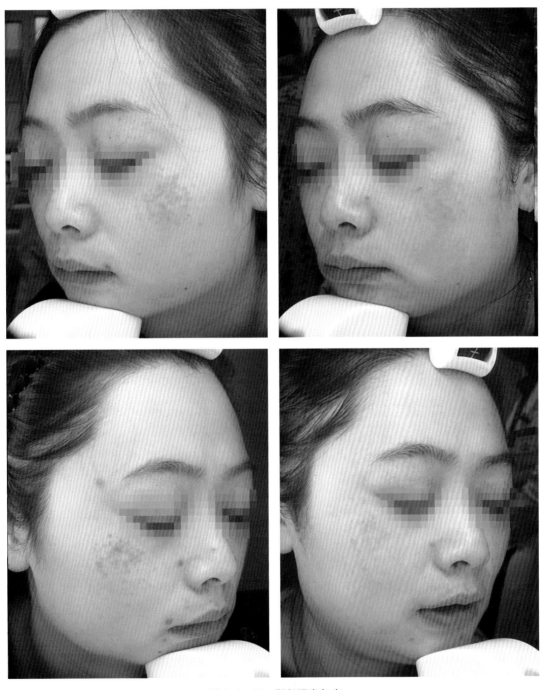

图 2-2-42 颧部褐青色痣

28 岁女性，治疗前后左斜侧位、右斜侧位 2 个角度的对比图。每组对比图左侧为治疗前、右侧为治疗 4 次后效果，可见青黑色皮损显著淡化。参数：Q1064nm，能量 5.6 ～ 7 J/cm²，光斑直径 4mm

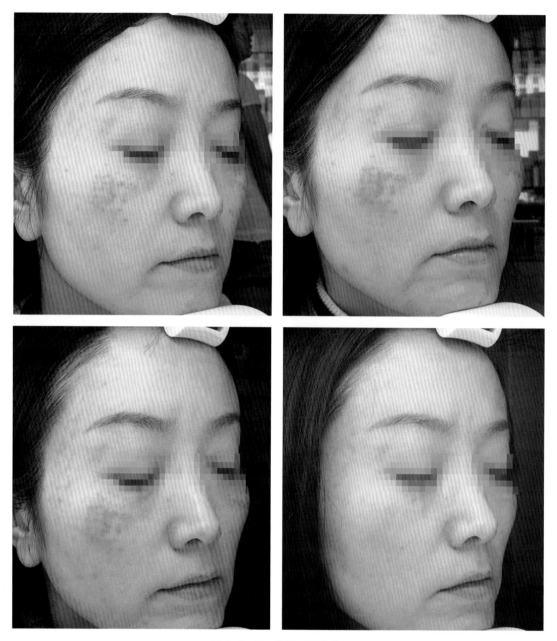

图 2-2-43　颧部褐青色痣

42 岁女性，上左图为治疗前，上右图为治疗 1 次后效果，下左图为治疗 2 次后效果，下右图为治疗 7 次后效果，可见青黑色皮损显著淡化。该患者前 3 次治疗为小光斑直径、高能量治疗，可快速爆破色素；后 4 次治疗为大光斑直径、中低能量治疗，可在减少损伤的同时进一步淡化术后色素沉着。参数：Q1064nm，前 3 次能量 6~8 J/cm²，光斑直径 3~4mm；后 4 次能量 1.5~4 J/cm²，光斑直径 6mm

八、色素性毛表皮痣

色素性毛表皮痣又称 Becker 痣，褐色斑片，其上有毛。可使用调 Q1064nm、调 Q755nm、调 Q694nm 激光治疗，需进行多次，可减淡，但部分患者疗效不理想。对于毛发重者，可在去斑的同时或斑片变淡后用激光或 IPL 脱毛。

九、文刺

文刺也称为文绣、纹绣，包括文身、文眉、文唇、文眼线等，根据不同颜色可采用不同波长的激光治疗。黑色或蓝黑色的，可采用调 Q1064nm、调 Q755nm 或调 Q694nm 激光治疗；红色的，可采用调 Q532nm 激光治疗；绿色的，可采用调 Q694nm 激光治疗（图 2-2-44 ~ 图 2-2-53）。需进行 4 ~ 6 次治疗，每次治疗间隔 3 个月以上，黑色或蓝黑色的，可基本清除，彩色的仅能淡化。

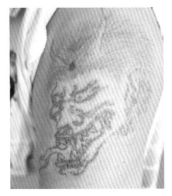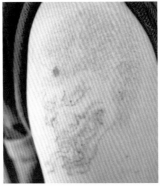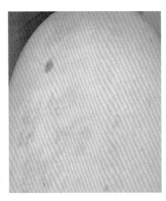

图 2-2-44　上臂文刺

24 岁男性，左图为首次治疗中，中图为治疗 1 次后效果，右图为治疗 3 次后效果。左图中可见下半部治疗后即刻出现的色素灰白、红肿和点状出血等反应，上半部为未治疗的文刺区。从治疗后图片中可见色素逐渐淡化的过程，此类线条较细，且为蓝黑色，容易去除。治疗时需随色素逐渐减少而逐渐增大治疗能量，通常需治疗 4 ~ 6 次。参数：Q1064nm，能量 3 ~ 7 J/cm^2，光斑直径 4mm

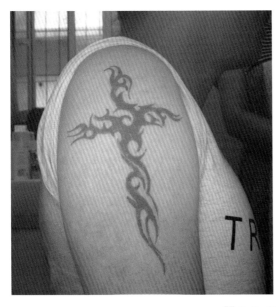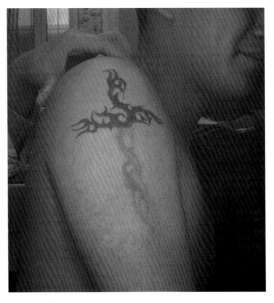

图 2-2-45　上臂文刺

20 岁男性，左图为治疗前，右图为治疗 2 次后效果。该患者仅要求治疗下半部文刺区，是 1 例较好的自身疗效对比，可见治疗区域色素明显淡化。对于色素密集的文刺区，建议初始能量不要过高，可看到色素爆破的灰白反应即可，以免产生过多水疱，甚至形成瘢痕。参数：Q1064nm，能量 2 ~ 6 J/cm^2，光斑直径 4mm

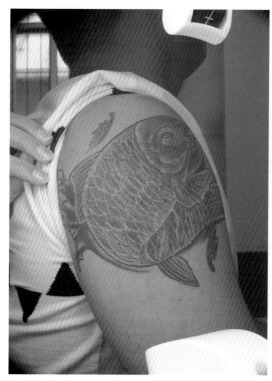
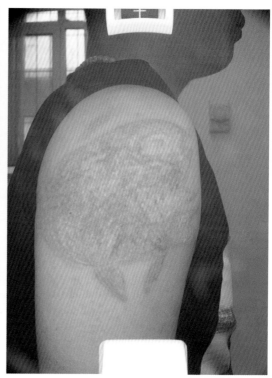

图 2-2-46　上臂文刺

19 岁男性，左图为治疗前，右图为治疗 4 次后效果。该患者文有红色文刺，不易去除，治疗时使用调 Q532nm 激光治疗，但效果有限，其他治疗区域色素明显淡化。对于色素密集的文刺，建议初始能量不要过高，可看到色素爆破的灰白反应即可，以免产生过多水疱，甚至造成瘢痕。参数：Q1064nm，能量 2～6 J/cm²，光斑直径 4mm；Q532nm，能量 1.3～1.5 J/cm²，光斑直径 4mm

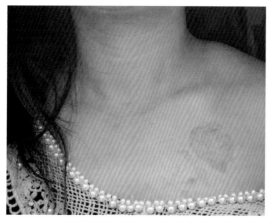
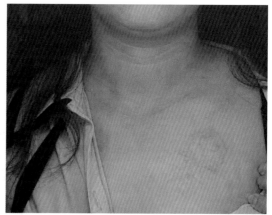

图 2-2-47　胸部文刺

29 岁女性，左图为治疗前，右图为治疗 2 次后效果，可见治疗区域色素明显淡化，但彩色文刺不能完全去除。参数：Q1064nm，能量 7 J/cm²，光斑直径 4mm；Q532nm，能量 1～1.5 J/cm²，光斑直径 4mm

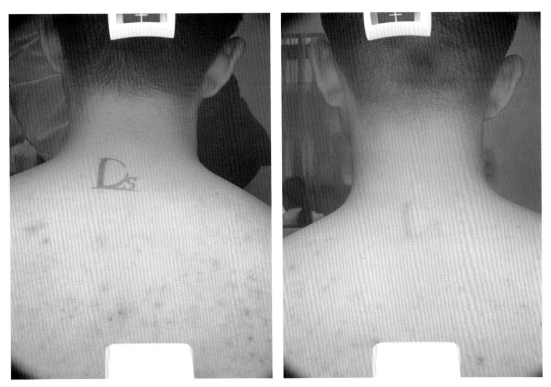

图 2-2-48　项部文刺

23 岁男性，左图为治疗前，右图为治疗 2 次后效果，可见治疗区域色素明显淡化。对于色素较稀少的文刺，初始能量可较大，以提高疗效。此文身最终可基本去除。参数：Q1064nm，能量 6 J/cm²，光斑直径 4mm

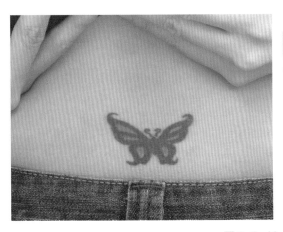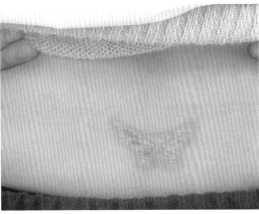

图 2-2-49　腹部文刺

22 岁女性，左图为治疗前，右图为治疗 5 次后效果，可见治疗区域黑色色素基本去除，但绿色文刺仅是减淡。参数：Q1064nm，能量 3~6.5 J/cm²，光斑直径 4mm；Q532nm，能量 1~1.5 J/cm²，光斑直径 4mm

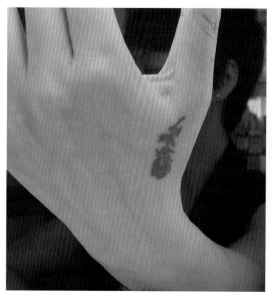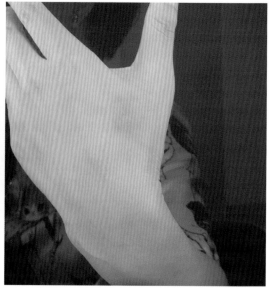

图 2-2-50　手部文刺

22 岁女性，左图为治疗前，右图为治疗 5 次后效果，可见治疗区域黑色色素基本去除，但绿色文刺仅是减淡。参数：Q1064nm，能量 4～6.5 J/cm²，光斑直径 4mm；Q532nm，能量 1～1.5 J/cm²，光斑直径 4mm

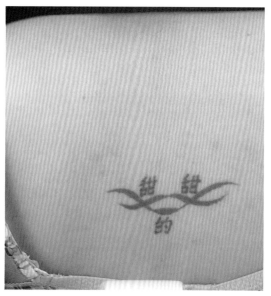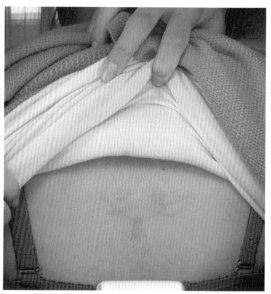

图 2-2-51　背部文刺

19 岁女性，左图为治疗前，右图为治疗 4 次后效果，可见治疗区域黑色色素基本去除。参数：Q1064nm，能量 2～6.5 J/cm²，光斑直径 4mm

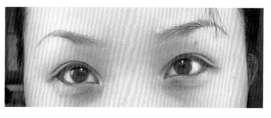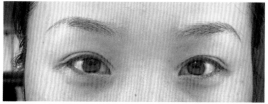

图 2-2-52　下眼线

26 岁女性，左图为治疗前，右图为治疗 1 次后效果，可见下眼线明显减淡。参数：Q1064nm，能量 5 J/cm²，光斑直径 3mm

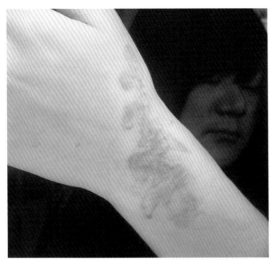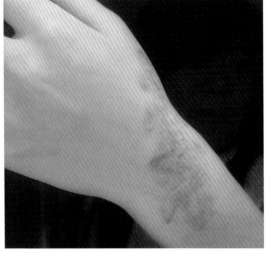

图 2-2-53　手部文刺伴瘢痕

　　23 岁女性，左图为治疗前，右图为治疗 1 次后效果，可见黑色色素有所减淡。该患者之前曾进行过烧灼性治疗，留有明显的增生性瘢痕，在去除色素的同时可使用点阵激光进行瘢痕的平复治疗。瘢痕的存在会影响后续色素的去除，所以在去除文刺的激光治疗过程中应尽量避免瘢痕的形成。参数：Q1064nm，能量 5.6～6.5 J/cm²，光斑直径 4mm

十、外伤性文身

　　外伤性文身也称为外源性异物沉积，常指由于意外事故致某些粉粒进入皮肤造成的蓝色、蓝黑色点状或片状色素沉积。治疗同文刺，或结合 CO_2 激光直接磨削后再行激光爆破（图 2-2-54～图 2-2-59）。需治疗 3～6 次，可明显减淡。

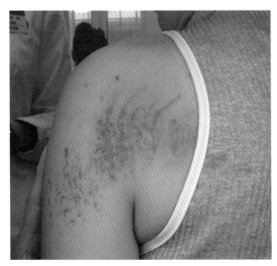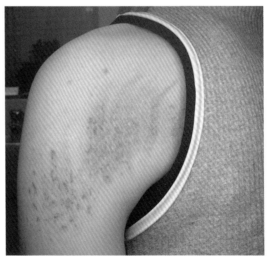

图 2-2-54　肩背部外伤性文身

　　28 岁女性，左图为治疗前，右图为治疗 3 次后效果，可见外源性异物沉积所致的黑色明显减淡。外伤性文身多合并轻重不一的瘢痕形成，会影响色素的去除，所以在治疗中激光能量密度可适当加大。也可以配合 CO_2 激光直接进行表浅磨削，再进行爆破治疗，多数不但不会造成继发性瘢痕，反而会促进原有瘢痕的修复。参数：Q1064nm，能量 5～6.5 J/cm²，光斑直径 4mm

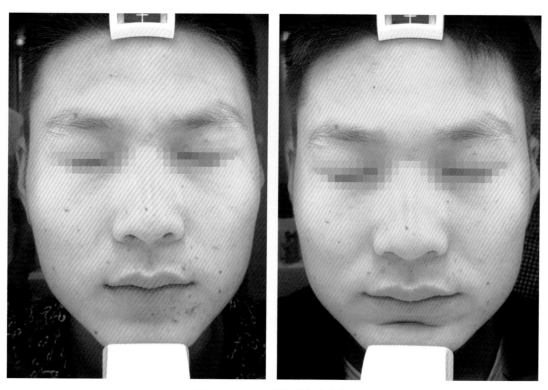

图 2-2-55　下面部外伤性文身

　　22 岁男性，下面部外伤后异物沉积，左图为治疗前，右图为治疗 2 次后效果，可见外源性异物沉积所致黑色已基本去除。异物沉积比较表浅时去除相对容易。参数：Q1064nm，能量 4.6～6.5 J/cm²，光斑直径 4mm

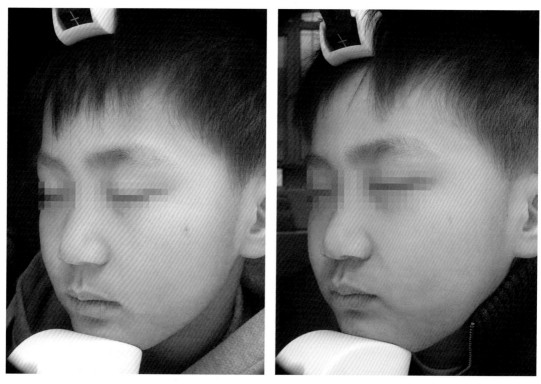

图 2-2-56　左面部外伤性文身

　　8 岁男孩，被铅笔刺伤后铅笔芯粉沉积，左图为治疗前，右图为治疗 1 次后效果，可见黑色明显减淡。铅笔的刺伤以铅笔芯粉沉积为主，易于去除，通常治疗 1～3 次即可。因损伤创面较小，多为斑点样，可使用较高能量，很少有瘢痕形成。参数：Q1064nm，能量 6 J/cm²，光斑直径 4mm

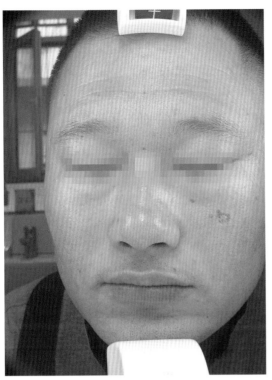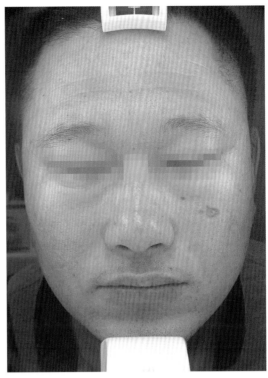

图 2-2-57　左面部外伤性文身伴瘢痕形成

　　35 岁男性，左图为治疗前，右图为治疗 1 次后效果。该患者因瘢痕明显，同时进行了 CO_2 点阵激光的治疗，可见外源性异物沉积所致黑色明显减淡，凹陷性瘢痕有所平复。在此种面积不大且瘢痕明显的情况下，也可考虑直接手术切除皮损。参数：Q1064nm，能量 6.5 J/cm^2，光斑直径 4mm

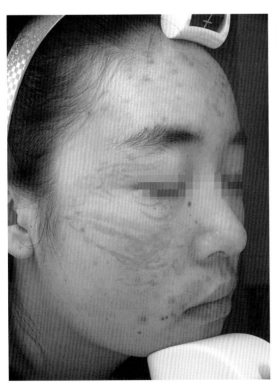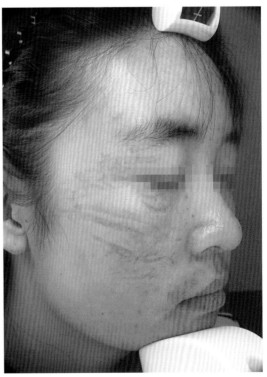

图 2-2-58　右面部外伤性文身

　　20 岁女性，左图为治疗前，右图为治疗 4 次后效果，可见外源性异物沉积所致黑色明显减淡。该患者合并凹陷性瘢痕，后期又采用 CO_2 点阵激光进行了瘢痕平复治疗。参数：Q1064nm，能量 6～7 J/cm^2，光斑直径 4mm

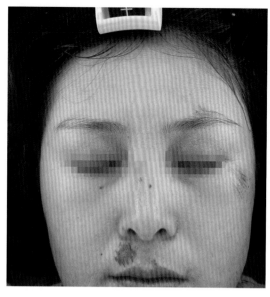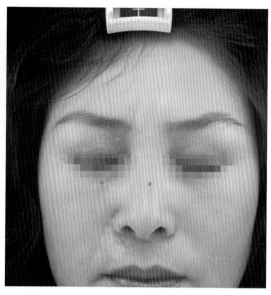

图 2-2-59　面部外伤性文身

39 岁女性，左图为治疗前，右图为治疗 8 次后效果。该患者上唇色素因过于密集，治疗效果较差，给予其手术切除加局部皮瓣移植修复治疗。其余部位异物沉积直接采用激光爆破治疗，可见外源性异物沉积所致黑色基本清除。后期对手术瘢痕又进行了 CO_2 点阵激光修复，效果较为理想。参数：Q1064nm，能量 5～7 J/cm²，光斑直径 4mm

十一、炎症后色素沉着

炎症后色素沉着是皮肤炎症或外伤后遗留的色素斑。大光斑直径、低能量调 Q 激光和长脉宽紫翠宝石激光或 IPL 均有治疗效果，需治疗数次，每次治疗间隔 1～2 个月，可明显减淡（图 2-2-60～图 2-2-62）。

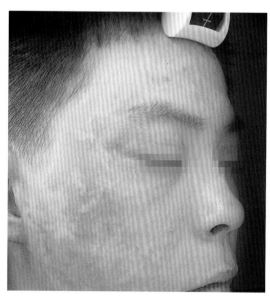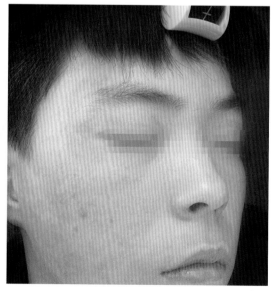

图 2-2-60　右面部炎症后色素沉着

17 岁男性，面部烧伤后色素沉着，左图为治疗前，右图为 IPL 治疗 2 次后效果，可见色素沉着明显减淡。参数：IPL，590nm，双脉冲，脉宽 3.5ms，脉冲间隔 25ms，能量 13～15 J/cm²

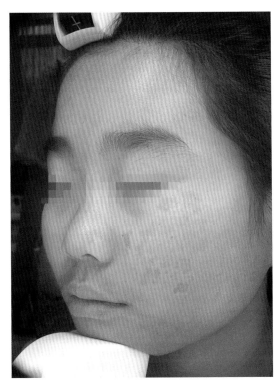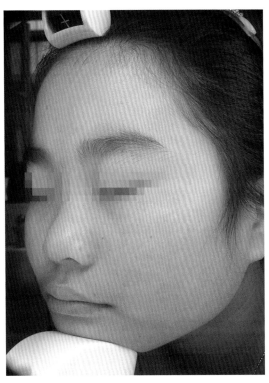

图 2-2-61　左面部炎症后色素沉着

　　12 岁女孩，瘢痕合并色素沉着，左图为治疗前，右图为 CO_2 点阵激光治疗 3 次后效果，可见色素沉着明显减淡，瘢痕基本平复。对于瘢痕合并色素沉着的皮损，建议首先治疗瘢痕，在此过程中色素沉着也会有所改善，后期如果颜色仍明显，可考虑应用 IPL 进一步治疗。参数：超脉冲模式，高密度、低能量覆盖一遍（因 CO_2 点阵激光在不同厂家的激光仪器上参数相差较大，无法统一，所以在此仅列出建议的模式和大致参数使用原则）

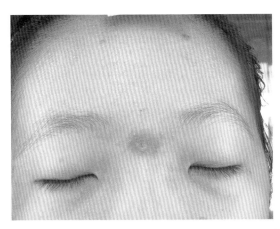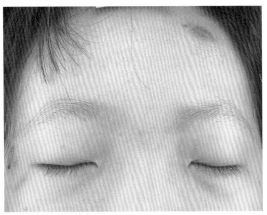

图 2-2-62　面部炎症后色素沉着

　　22 岁女性，自行搔抓眉间丘疹导致愈后色素沉着，左图为治疗前，右图为应用紫翠宝石激光治疗 1 次后效果，可见色素沉着明显减淡。长脉宽紫翠宝石激光在色素沉着的治疗上有较好的疗效。参数：755nm，脉宽 0.5ms，能量 20 J/cm^2

十二、汗孔角化症

　　汗孔角化症为常染色体显性遗传疾病，有多种临床亚型，播散性浅表性汗孔角化症好发于裸露部位，初始为孤立的褐色斑点（需与雀斑进行鉴别诊断），逐渐发展为环形角化性斑片（图 2-2-63、图 2-2-64）。没有有效疗法。如数目较少，可尝试进行 CO_2 激光磨削治疗。去色素治疗需多次，且效果有限。个别情况下可有较大改善（图 2-2-65）。

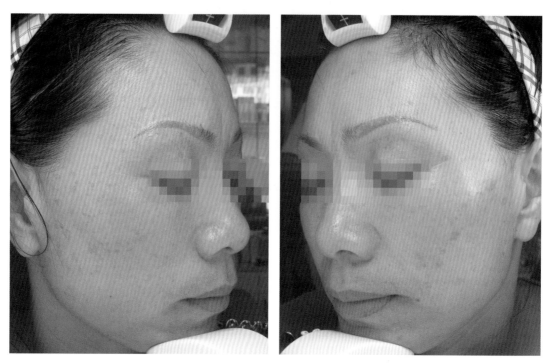

图 2-2-63　面部汗孔角化症

40 岁女性，面部典型皮损，易于诊断。不典型时需与雀斑和脂溢性角化病等相鉴别

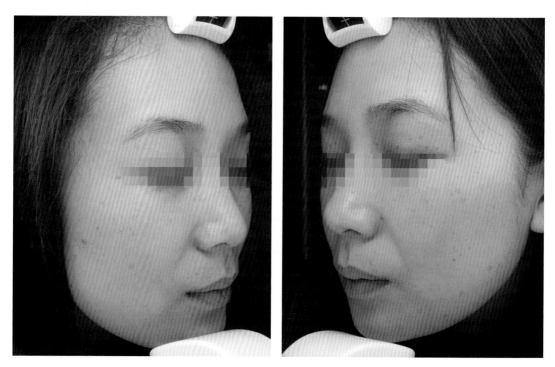

图 2-2-64　面部汗孔角化症

32 岁女性，面部典型皮损

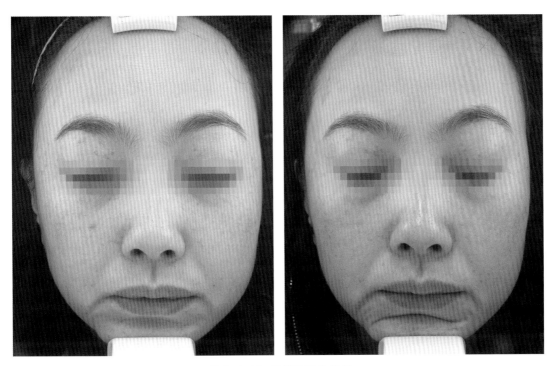

图 2-2-65 面部汗孔角化症

42 岁女性，面部典型皮损。左图为治疗前，右图为调 Q 激光治疗 1 次后效果，可见右眼周皮损颜色有所减淡。参数：Q1064nm，能量 7 J/cm²，光斑直径 4mm

第三节

良性增生性皮肤病

一、色素痣

色素痣是良性黑色素细胞肿瘤的俗称，指各种由增生的黑色素细胞构成的非恶性肿瘤。可分为先天性痣和后天性痣，根据组织分布可分为交界痣、皮内痣和混合痣。临床上可见形态各异的色素痣，颜色较浅的还需与咖啡斑相鉴别。

普通后天性痣：如无恶变倾向，无须进行治疗。如为追求美观，较小痣可考虑应用激光去除，建议采用 CO_2 激光直接磨削，1~2 次可去除，复发概率 20%~30%，治疗快速，费用低，术后瘢痕不明显。对于超出黄豆大小的黑痣，建议首选手术治疗，复发率低，瘢痕小。禁用药物腐蚀、冷冻等非手术方法。

先天性小痣及细胞性蓝痣：尽量手术切除，切除时间可待成年后。

先天性巨痣：出生后尽早切除。

色素痣在特殊部位（如眼周、鼻部、口唇等），手术实施困难或会造成形态改变严重影响美观的，可考虑应用激光保守治疗，减淡颜色（图 2-3-1~图 2-3-6）。激光保守治疗方面，可采用调 Q 激光爆破色素，多需治疗 4~6 次才能去除或明显减淡。如有明显肥厚，也可考虑应用剥脱性激光进行浅层磨削。

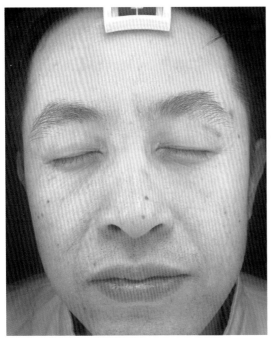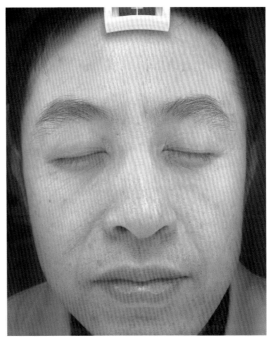

图 2-3-1 面部色素痣

43 岁男性，左图为治疗前，右图为超脉冲 CO_2 激光治疗 1 次后 10 个月效果，可见面部除右颧部有黑色丘疹复发外，其余基本去除，且无明显瘢痕。对于直径 3mm 以下的色素痣，建议首选激光治疗；3～5mm 的色素痣首选手术治疗，但也可应用激光去除；大于 5mm 的色素痣除特殊部位手术难度较大外，建议尽量手术治疗。如果色素痣有恶变表现，必须手术切除，并做病理检查。参数：10 600nm，脉宽 1ms，能量 12 J/cm^2，频率 30～50Hz，光斑直径 0.5mm（因不同厂家 CO_2 激光参数不统一，在这里所列参数仅作参考）

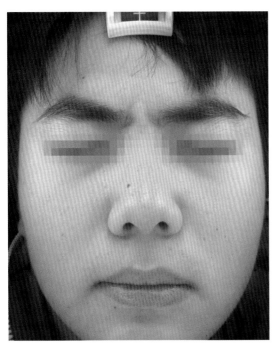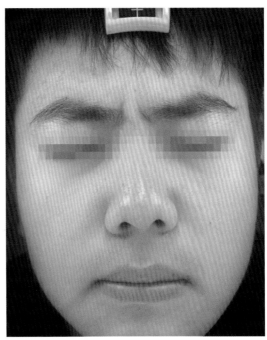

图 2-3-2 面部色素痣

20 岁男性，左图为治疗前，右图为超脉冲 CO_2 激光治疗 1 次后 7 个月效果，可见左面颊和鼻部色素痣有点状复发，其余基本去除，鼻部因皮损较大，凹陷瘢痕还未完全平复。色素痣的复发通常在治疗后 1～2 个月出现，超过 3 个月仍未见复发迹象，通常即为治愈，极少数会在更长时间后复发。参数：10 600nm，脉宽 1ms，能量 12 J/cm^2，频率 30～50Hz，光斑直径 0.5mm

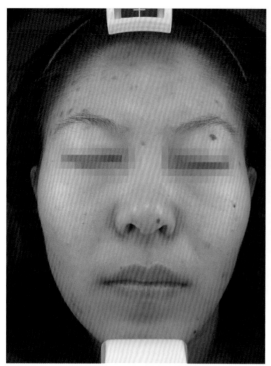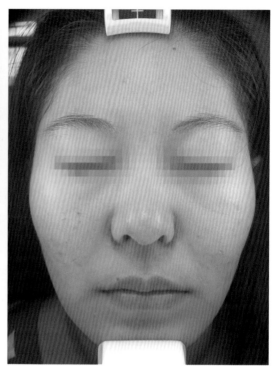

图 2-3-3　面部色素痣

　　26 岁女性，左图为治疗前，右图为超脉冲 CO_2 激光治疗 2 次后 3 年半效果。该患者治疗 1 次后有部分复发，再次治疗后完全去除。可见治疗处无明显痕迹，对外观无影响。参数：10 600nm，脉宽 1ms，能量 12 J/cm^2，频率 30～50Hz，光斑直径 0.5mm

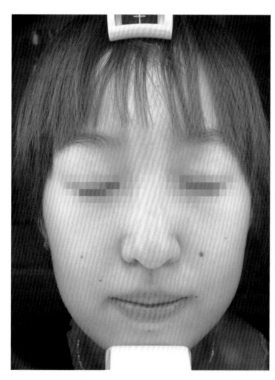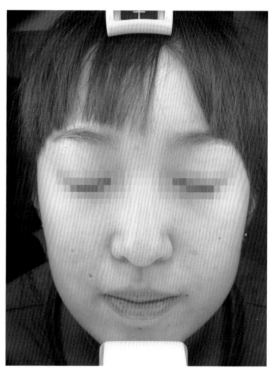

图 2-3-4　面部色素痣

　　20 岁女性，左图为治疗前，右图中左面部为超脉冲 CO_2 激光治疗 1 次后 3 个月效果，可见治疗处瘢痕已不明显，无复发；右图中右面部为治疗后即刻，可见凹陷性创面。参数：10 600nm，脉宽 1ms，能量 12 J/cm^2，频率 30～50Hz，光斑直径 0.5mm

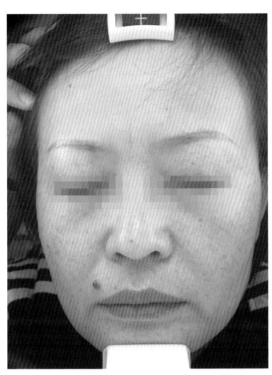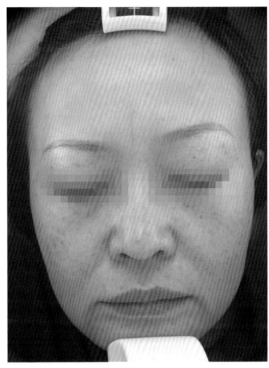

图 2-3-5　面部色素痣

　　39 岁女性，左图为治疗前，右图为超脉冲 CO_2 激光治疗 1 次后半年效果，可见治疗处无明显痕迹，无复发。对于此种较大的色素痣，虽然激光治疗后多数瘢痕也不明显，但首选方法还是手术切除，在无手术条件且无恶变倾向时方可考虑应用激光治疗。参数：10 600nm，脉宽 1ms，能量 12 J/cm²，频率 30～50Hz，光斑直径 0.5mm

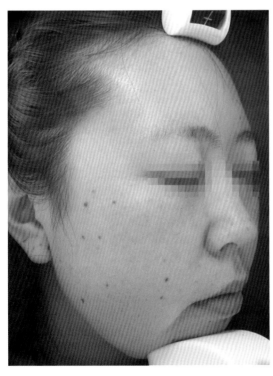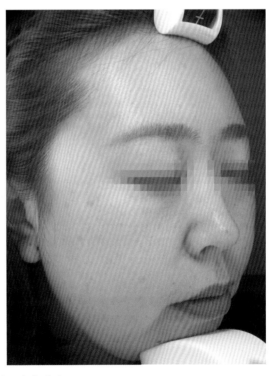

图 2-3-6　右面部色素痣

　　33 岁女性，左图为治疗前，右图为超脉冲 CO_2 激光治疗 1 次后半年效果，可见右面部色素痣基本去除，治疗处无明显痕迹，无复发。参数：10 600nm，脉宽 1ms，能量 12 J/cm²，频率 30～50Hz，光斑直径 0.5mm

二、病毒疣

常见的病毒疣为寻常疣和扁平疣，均为人乳头瘤病毒感染引起的良性赘生物。常用 CO_2 激光直接磨削，有复发概率，瘢痕不明显（图 2-3-7 ~ 图 2-3-11）。对于多发者，建议配合口服匹多莫德。

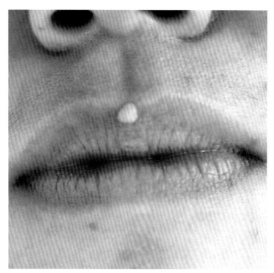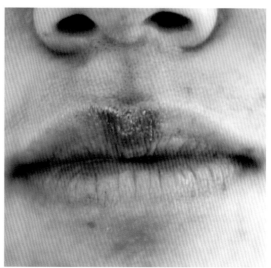

图 2-3-7　上唇部寻常疣

18 岁女性，左图为治疗前，表现为上唇部疣状增生物；右图为超脉冲 CO_2 激光治疗后即刻，可见疣体基本去除，留有创面。参数：10 600nm，脉宽 1ms，能量 12 J/cm²，频率 30 ~ 50Hz，光斑直径 0.5mm

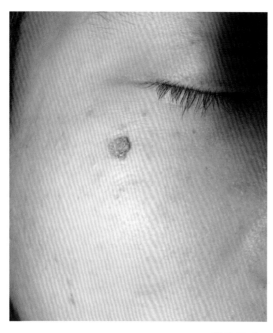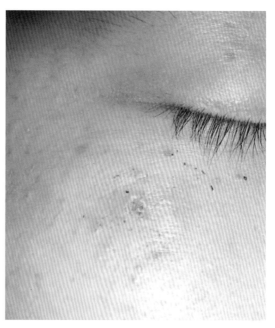

图 2-3-8　右面部寻常疣

20 岁男性，右面部疣状增生物，左图为治疗前，右图为超脉冲 CO_2 激光治疗后即刻，可见疣体基本去除，留有创面。参数：10 600nm，脉宽 1ms，能量 12 J/cm²，频率 30 ~ 50Hz，光斑直径 0.5mm

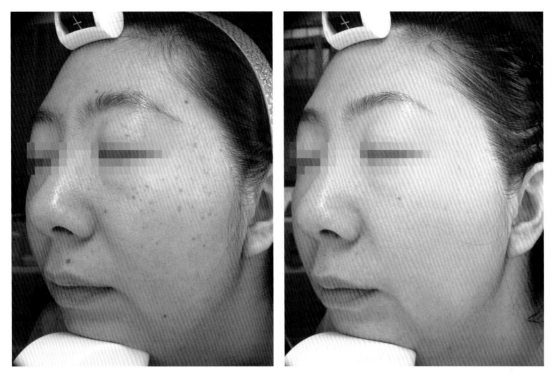

图 2-3-9 左面部扁平疣

30 岁女性，左图为治疗前，右图为超脉冲 CO_2 激光治疗 1 次后 7 个月效果，可见数目众多的疣体基本去除，无复发和瘢痕，效果良好。病毒疣均为表皮的改变，多数情况下仅需磨削掉表皮病变即可达到治疗效果，通常不留瘢痕。参数：10 600nm，脉宽 1ms，能量 12 J/cm²，频率 30～50Hz，光斑直径 0.5mm

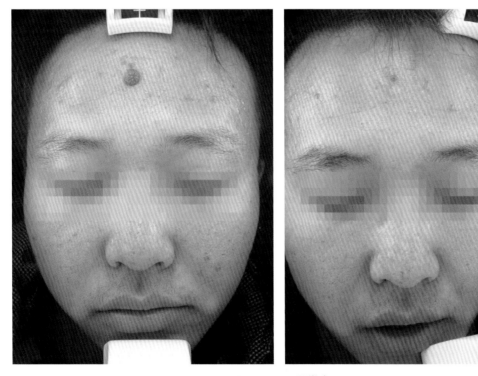

图 2-3-10 寻常疣

20 岁男性，额部疣状增生物，左图为治疗前，右图为超脉冲 CO_2 激光治疗 1 次后 1 年效果，可见疣体基本去除，瘢痕不明显。病毒疣因为是外生性，不侵犯真皮，所以不论大小，均适合采用激光磨削治疗，且无明显瘢痕。参数：10 600nm，脉宽 1ms，能量 12 J/cm²，频率 30～50Hz，光斑直径 0.5mm

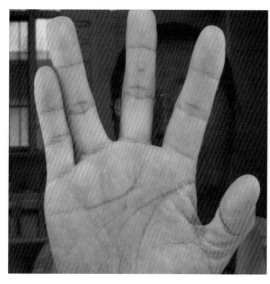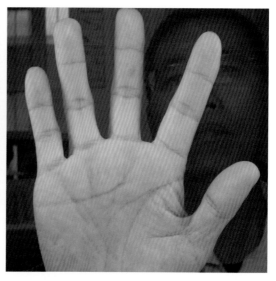

图 2-3-11　手指寻常疣

　　55 岁男性，左图为治疗前，右图为超脉冲 CO_2 激光治疗 1 次后 5 个月效果，可见疣体基本去除，但留有痕迹。掌面由于角质层较厚，磨削时会形成较深凹坑，恢复时间较长，如无复发，最终会接近正常外观。参数：10 600nm，脉宽 1ms，能量 12 J/cm²，频率 30～50Hz，光斑直径 0.5mm

三、汗管瘤

　　汗管瘤的病因不明，是小汗腺导管的良性肿瘤，为正常肤色的半球形丘疹，表面光亮，密集分布，不融合，多无不适症状，不会消退。可用 CO_2 激光直接磨削治疗，但可能复发或新发（图 2-3-12 ～图 2-3-14）。

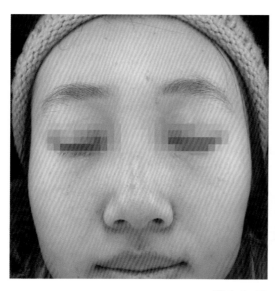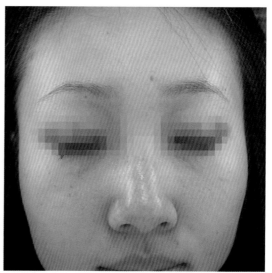

图 2-3-12　面部汗管瘤

　　20 岁女性，左图为治疗前，右图为超脉冲 CO_2 激光治疗 1 次后 4 个月效果，可见瘤体多数消退，个别有复发。汗管瘤的瘤体位于真皮深层，又集中分布，如彻底去除，会造成较大和较深的创伤，恢复时间较长，甚至留有凹陷性或隆起性瘢痕；但是如磨削较浅，又去除不净，复发率高。因此需向患者交代清楚，降低其期望值。建议为减少纠纷和继发性损害，进行较浅磨削，如复发，可再次进行治疗。参数：10 600nm，脉宽 1ms，能量 12 J/cm²，频率 30～50Hz，光斑直径 0.5mm

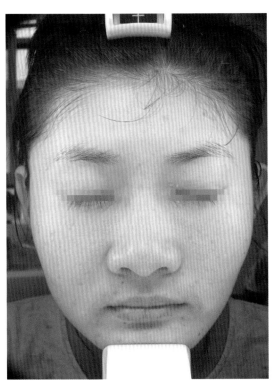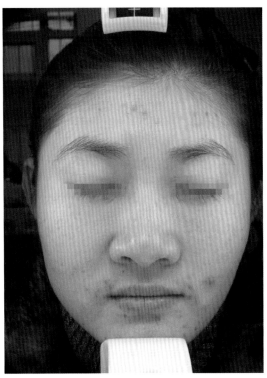

图 2-3-13 面部汗管瘤

27 岁女性，左图为治疗前，右图为超脉冲 CO_2 激光治疗 1 次后 3 个月效果，可见瘤体基本消退，个别凹陷性瘢痕仍未完全恢复，整体疗效良好。参数：10 600nm，脉宽 1ms，能量 12 J/cm^2，频率 30～50Hz，光斑直径 0.5mm

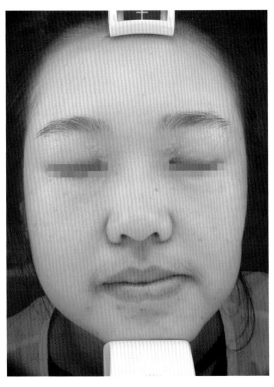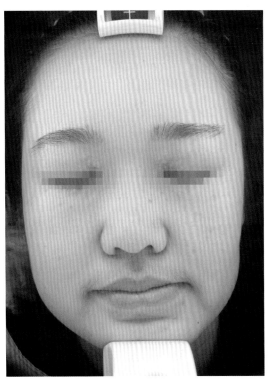

图 2-3-14 面部汗管瘤

26 岁女性，左图为治疗前，右图为超脉冲 CO_2 激光治疗 1 次后 3 个月效果，可见下睑瘤体多数消退，但上睑瘤体有较多复发，疗效不理想，需再次磨削治疗。参数：10 600nm，脉宽 1ms，能量 12 J/cm^2，频率 30～50Hz，光斑直径 0.5mm

四、脂溢性角化病

脂溢性角化病又称老年疣、基底细胞乳头状瘤，是一种常见的老年皮肤病，发病机制尚不清楚，多发的可有遗传倾向。皮损为淡褐色至黑色疣状或扁平丘疹，往往发生于面部。可用超脉冲 CO_2 激光直接磨削治疗，恢复期稍长，但立竿见影，且色素沉着率不高；角化不明显且颜色较深的，也可采用调 Q532nm、调 Q755nm、调 Q694nm 激光和 IPL 治疗，均有较好疗效（图 2-3-15～图 2-3-26）。短期内基本不复发，如不保湿防晒，数年后可在原位重新出现。

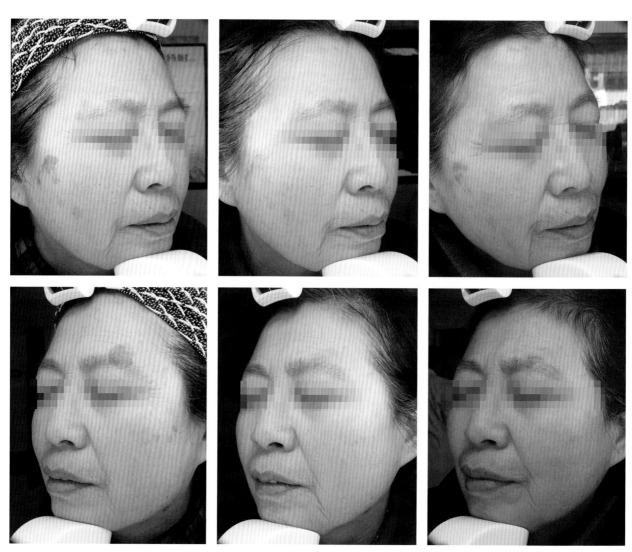

图 2-3-15 **面部脂溢性角化病**

67 岁女性，图片分别为治疗前（左上和左下）、超脉冲 CO_2 激光治疗 1 次后 3 个月效果（中上和中下）和 2 年后效果（右上和右下）。可见深褐色斑片多数去除，无明显痕迹，右面部有一处斑片复发，需再次进行磨削治疗。暴露部位的脂溢性角化病多在皮肤屏障受损的位置发生，如局部受过创伤、烫伤、虫咬伤或出现过毛囊炎的部位等，激光磨削后原位也易再发生相同皮损，加强防晒保湿可以有效推迟复发时间。参数：10 600nm，脉宽 1ms，能量 12 J/cm^2，频率 30～50Hz，光斑直径 0.5mm

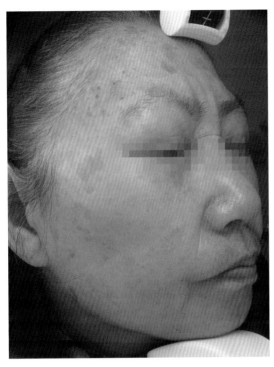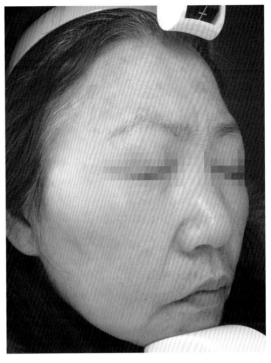

图 2-3-16　右面部脂溢性角化病

67 岁女性，左图为治疗前，右图为超脉冲 CO_2 激光磨削 1 次后 3 个月效果，可见治疗部位褐色斑片基本去除，无明显痕迹。此患者既往无防晒习惯，皮肤干燥，易于出现光老化现象，术后必须嘱其加强防晒保湿，养成良好习惯，以推迟复发时间。参数：10 600nm，脉宽 1ms，能量 12 J/cm^2，频率 30～50Hz，光斑直径 0.5mm

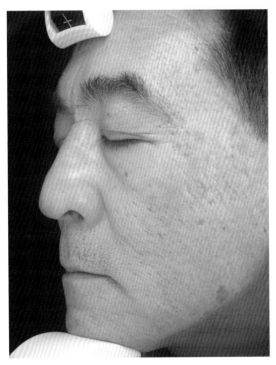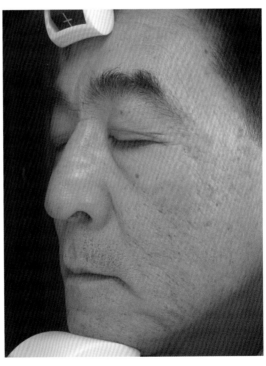

图 2-3-17　左面部脂溢性角化病

54 岁男性，左图为治疗前，右图为调 Q532nm 激光治疗 1 次后 3 个月效果，可见治疗部位褐色斑片基本去除，无明显痕迹。对于凸起不明显的深色皮损，调 Q532nm、调 Q755nm、调 Q694nm 激光和 IPL 一般也能有较好的疗效。参数：Q532nm，能量 0.8 J/cm^2，光斑直径 3mm

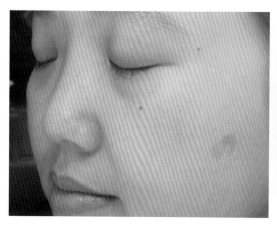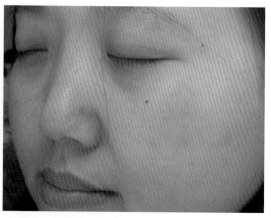

图 2-3-18　左面部脂溢性角化病

29 岁女性，左图为治疗前，右图为超脉冲 CO_2 激光磨削 1 次后 8 个月效果，可见治疗部位褐色斑片基本去除，无明显痕迹。参数：10 600nm，脉宽 1ms，能量 12 J/cm^2，频率 30～50Hz，光斑直径 0.5mm

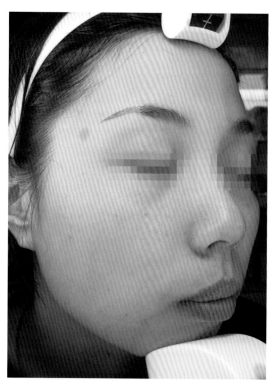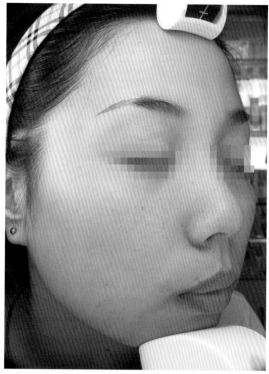

图 2-3-19　右面部脂溢性角化病

25 岁女性，左图为治疗前，右图为调 Q755nm 激光治疗 1 次后 1 个月效果，可见治疗部位褐色斑片基本去除，无明显痕迹。调 Q 激光的浅剥脱损伤小，治疗恢复期短，效果确切，但返黑的概率比超脉冲 CO_2 激光直接磨削高，对于不易出现色素沉积的皮肤（肤色较白且未合并其他色素性皮肤问题的皮肤）是一个较好的选择。参数：Q755nm，能量 7 J/cm^2，光斑直径 3mm

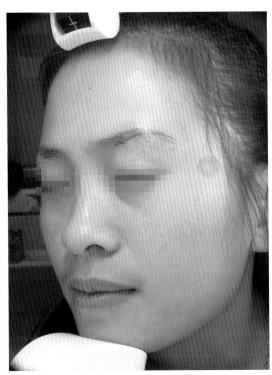 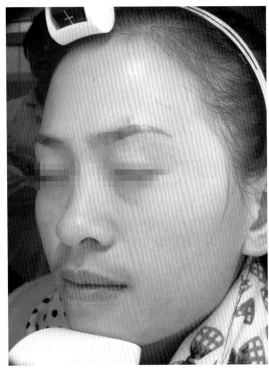

图 2-3-20　左面部脂溢性角化病

31 岁女性，左图为治疗前，右图为超脉冲 CO_2 激光磨削 1 次后 1 年效果，可见治疗部位褐色斑片明显淡化，但有部分复发。可尝试使用 IPL 进行改善和维持，如加重至一定程度，可再次进行磨削。参数：10 600nm，脉宽 1ms，能量 12 J/cm^2，频率 30~50Hz，光斑直径 0.5mm

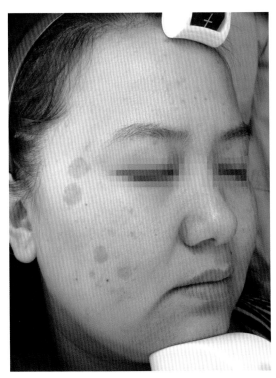 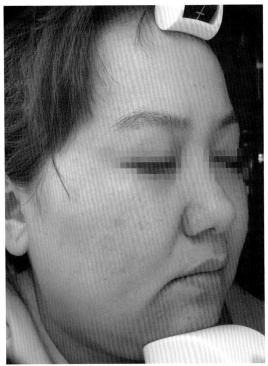

图 2-3-21　右面部脂溢性角化病

45 岁女性，左图为治疗前，右图为超脉冲 CO_2 激光磨削 1 次后 3 年效果，可见治疗部位褐色斑片基本去除。如果护理较好，疗效可长久保持。参数：10 600nm，脉宽 1ms，能量 12 J/cm^2，频率 30~50Hz，光斑直径 0.5mm

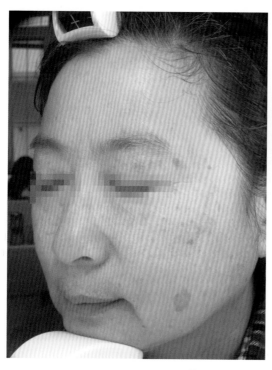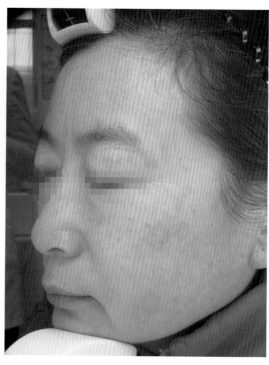

图 2-3-22　左面部脂溢性角化病

56 岁女性，左图为治疗前，右图为超脉冲 CO_2 激光磨削 1 次后半年效果，可见左眉尾和左面颊治疗部位褐色斑片基本去除，无明显痕迹。参数：10 600nm，脉宽 1ms，能量 12 J/cm^2，频率 30～50Hz，光斑直径 0.5mm

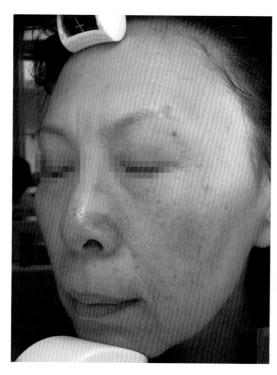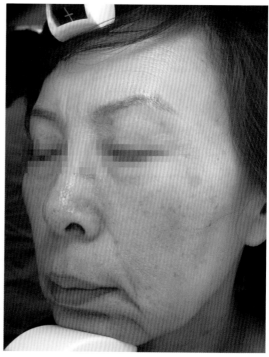

图 2-3-23　左面部脂溢性角化病

56 岁女性，左图为治疗前，右图为超脉冲 CO_2 激光磨削 1 次后 4 个月效果，可见左眉尾和左面颊治疗部位两处较大褐色斑片仍有发红和色素沉着，面颊上较小斑点基本去除。脂溢性角化病皮损磨削治疗后的效果在不同个体上差异较大，与肌肤类型、皮损大小、位置、磨削深浅和术后护理等均有关系，需向患者充分说明。参数：10 600nm，脉宽 1ms，能量 12 J/cm^2，频率 30～50Hz，光斑直径 0.5mm

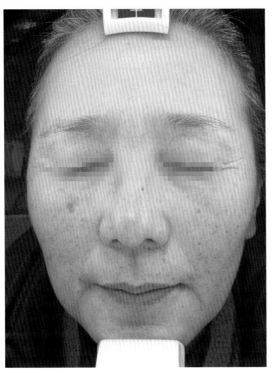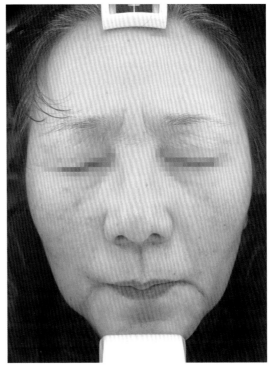

图 2-3-24　面部脂溢性角化病

　　55 岁女性，左图为治疗前，右图为 IPL 治疗 2 次后 1 个月效果，可见面部多数褐色斑点、斑片淡化或去除，效果较好。对于此种很少防护导致光老化的皮肤，如皮损角化不明显而颜色较深、创伤较小的病变，IPL 往往也能取得很好的疗效。参数：IPL，560nm，单脉冲，脉宽 4ms，能量 $11\sim12 J/cm^2$

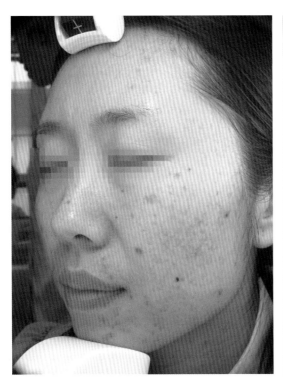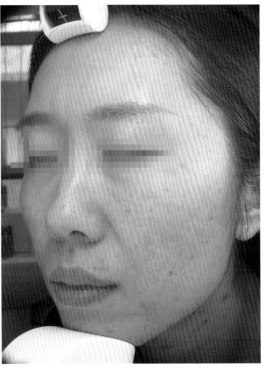

图 2-3-25　左面部脂溢性角化病

　　35 岁女性，左图为治疗前，右图为超脉冲 CO_2 激光磨削 1 次后 3 个月效果，可见面颊部褐色斑片基本去除，无明显痕迹。参数：10 600nm，脉宽 1ms，能量 $12 J/cm^2$，频率 $30\sim50Hz$，光斑直径 0.5mm

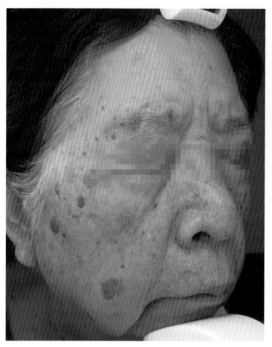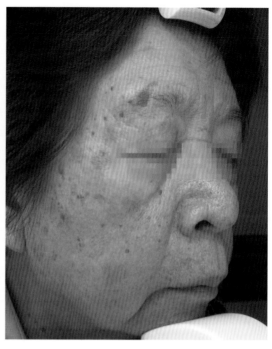

图 2-3-26　右面部脂溢性角化病

72 岁女性，左图为治疗前，右图为超脉冲 CO_2 激光磨削 1 次后 3 个月效果，可见治疗部位褐色斑片基本去除，无明显痕迹。对于老年患者，要注意其全身状况，以免治疗中和治疗后出现其他问题。参数：10 600nm，脉宽 1ms，能量 12 J/cm^2，频率 30～50Hz，光斑直径 0.5mm

五、睑黄瘤

睑黄瘤是脂质沉积于眼睑部位而引起的皮肤黄色柔软斑块，是黄瘤病的一种，属于脂类代谢障碍性皮肤疾病。可用 CO_2 激光直接磨削至淡黄色瘤体组织消失，如范围较广，可分次治疗（图 2-3-27～图 2-3-31）。治疗后会遗留不明显痕迹，但睑黄瘤常有复发，可再次进行治疗。

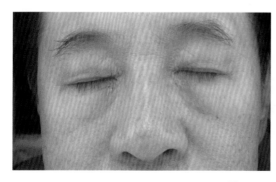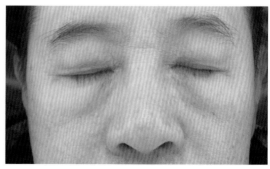

图 2-3-27　睑黄瘤

58 岁男性，左图为治疗前，右图为超脉冲 CO_2 激光磨削 1 次后 2 个月效果，可见上睑治疗部位黄色斑块基本去除，瘢痕不明显。参数：10 600nm，脉宽 1ms，能量 12 J/cm^2，频率 30～50Hz，光斑直径 0.5mm

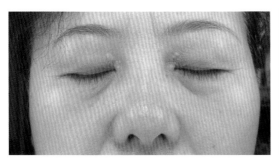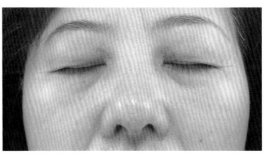

图 2-3-28　**睑黄瘤**

49 岁女性，左图为治疗前，右图为超脉冲 CO_2 激光磨削 1 次后 2 个月效果，可见上睑治疗部位黄色斑块基本去除，瘢痕未完全平复，仍有发红，但已不明显。参数：10 600nm，脉宽 1ms，能量 12 J/cm²，频率 30～50Hz，光斑直径 0.5mm

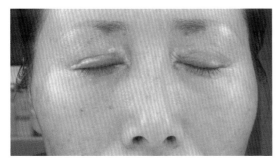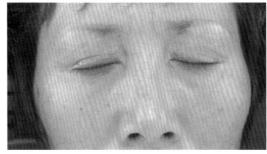

图 2-3-29　**睑黄瘤**

39 岁女性，左图为治疗前，右图为超脉冲 CO_2 激光磨削 1 次后 3 个月效果，可见上睑治疗部位黄色斑块大部分去除，有少许残留，瘢痕已不明显。对于斑块较大的情况，可分次去除以减少瘢痕形成。参数：10 600nm，脉宽 1ms，能量 12 J/cm²，频率 30～50Hz，光斑直径 0.5mm

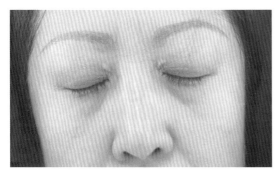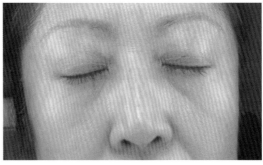

图 2-3-30　**睑黄瘤**

50 岁女性，左图为治疗前，右图为超脉冲 CO_2 激光磨削 1 次后 10 个月效果，可见上睑治疗部位黄色斑块基本去除，但瘢痕略明显。参数：10 600nm，脉宽 1ms，能量 12 J/cm²，频率 30～50Hz，光斑直径 0.5mm

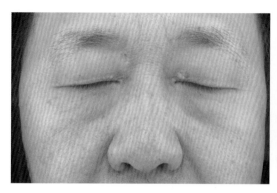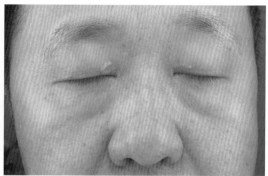

图 2-3-31　睑黄瘤

　　49 岁男性，左图为治疗前，右图为超脉冲 CO_2 激光磨削 1 次后 1 年效果，可见上睑治疗部位周围有新的脂肪沉积。睑黄瘤皮损经过 CO_2 激光磨削后会被较为致密的瘢痕组织替代，复发时会在致密组织的周围出现新的沉积，因此多呈环状。参数：10 600nm，脉宽 1ms，能量 12 J/cm^2，频率 30 ～ 50Hz，光斑直径 0.5mm

六、软纤维瘤

　　软纤维瘤俗称皮赘，是针尖至米粒大小的肉色或褐色赘生物，常见于颈部、腋下或腹股沟处。可采用 CO_2 激光直接磨削治疗，但可能复发或新发（图 2-3-32、图 2-3-33）。

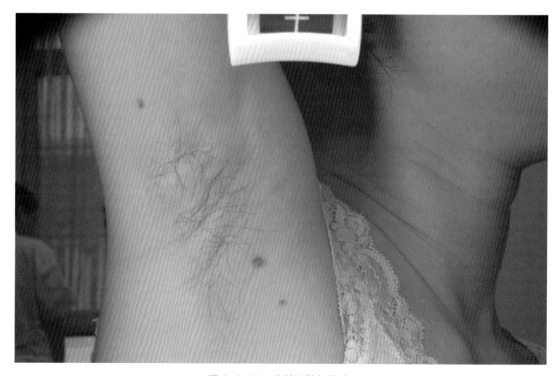

图 2-3-32　右腋下软纤维瘤

　　30 岁女性，图中显示为右腋部皮损治疗前。治疗方面，可使用超脉冲 CO_2 激光磨削至平坦，1 次即可去除，且无明显瘢痕。参数：10 600nm，脉宽 1ms，能量 12 J/cm^2，频率 30 ～ 50Hz，光斑直径 0.5mm

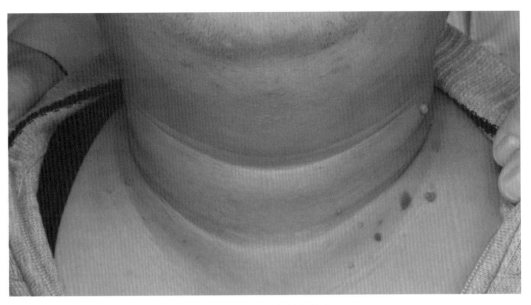

图 2-3-33　颈部软纤维瘤

31 岁男性，图中显示为颈部皮损治疗前。可使用超脉冲 CO_2 激光磨削治疗。参数：10 600nm，脉宽 1ms，能量 12 J/cm^2，频率 30～50Hz，光斑直径 0.5mm

七、粟丘疹

粟丘疹俗称脂肪粒，为发生在面部尤其是眼周的针尖至小米粒大小的丘疹，其实质是表皮样囊肿。采用 CO_2 激光直接汽化表面治疗，挤出内容物（图 2-3-34～图 2-3-36）。粟丘疹容易复发，可再次进行治疗。

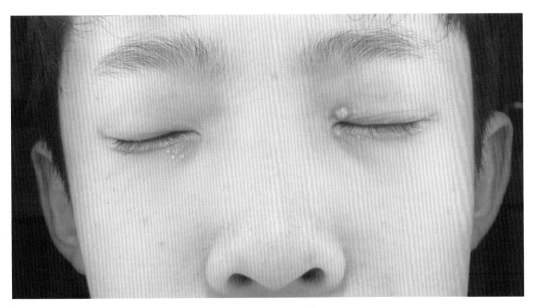

图 2-3-34　粟丘疹

12 岁男孩，图中显示为眼睑皮损治疗前，可见部分融合成较大囊肿。可使用超脉冲 CO_2 激光磨削治疗，挤出内容物后将包囊尽量去除，可减少复发。参数：10 600nm，脉宽 1ms，能量 12 J/cm^2，频率 30～50Hz，光斑直径 0.5mm

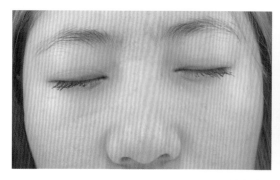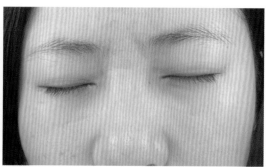

图 2-3-35　**粟丘疹**

22 岁女性，左图为治疗前，右图为超脉冲 CO_2 激光磨削治疗后效果。参数：10 600nm，脉宽 1ms，能量 12 J/cm^2，频率 30～50Hz，光斑直径 0.5mm

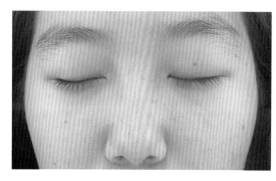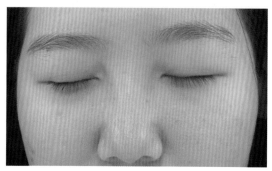

图 2-3-36　**粟丘疹**

19 岁女性，左图为治疗前，右图为超脉冲 CO_2 激光磨削治疗后效果。参数：10 600nm，脉宽 1ms，能量 12 J/cm^2，频率 30～50Hz，光斑直径 0.5mm

八、皮角

皮角是皮肤表面生长的角状赘生物，多发于中老年男性，多为良性皮损，常发生在脂溢性角化病、寻常疣等疾病基础上，也可发生在癌前病变或鳞癌和基底细胞癌基础上。可直接切除做病理检查；不便于切除的部位，可考虑应用 CO_2 激光治疗（图 2-3-37）。

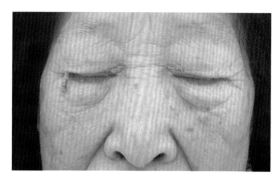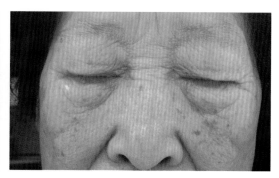

图 2-3-37　**皮角**

76 岁女性，左图为右上眼睑皮损治疗前，右图为采用超脉冲 CO_2 激光磨削后即刻，磨削至角化完全去除即可。参数：10 600nm，脉宽 1ms，能量 12 J/cm^2，频率 30～50Hz，光斑直径 0.5mm

第四节

瘢痕

瘢痕是创伤皮肤正常愈合过程中的产物，可起到封闭伤口并预防感染的作用，但会引起疼痛、瘙痒、活动障碍、影响美观等异常问题。治疗瘢痕的目的是恢复功能、减轻症状、改善外观以及防止复发。

临床治疗瘢痕的方法包括：手术，药物治疗，物理磨削（砂轮、钻头、微晶磨削），压迫疗法（应用瘢痕贴、压力耳夹），放射疗法，化学剥脱，冷冻，射频微针治疗，离子束治疗，激光（脉冲染料激光、CO_2 激光、强脉冲光、Nd:YAG 激光、铒激光等）治疗。

激光治疗瘢痕的机制：

（1）光热作用导致表浅组织剥脱和深层胶原凝固重塑，并启动损伤修复过程。应用此机制的有：CO_2 激光直接磨削、点阵激光（剥脱性点阵激光和非剥脱性点阵激光）等。

（2）光选择性地作用于真皮胶原中的水，使其加热至一定温度，激发其增生活性。应用此机制的有：Nd:YAG 激光、强脉冲光等。

（3）封闭血管使瘢痕组织失去或减少营养供应，抑制瘢痕生长。应用此机制的有：脉冲染料激光、强脉冲光等。

（4）选择性地抑制胶原代谢和合成。应用此机制的有：Nd：YAG 激光（1320nm、1440nm）、染料激光等。

瘢痕的分类治疗和联合治疗：

一、增生性瘢痕

对于可通过手术明显改善的增生性瘢痕，先考虑手术切除，术后配合应用激光和抗瘢痕药物。不适合进行手术或手术难度较大的，可考虑应用 CO_2 激光直接磨削，但要掌握好深度和方法；也可尝试应用长脉宽 1064nm 激光治疗数次，可使瘢痕萎缩。发红明显的瘢痕可用染料激光、长脉宽 532nm 激光或强脉冲光治疗；发红不明显的术后瘢痕或增生较轻的瘢痕可采用剥脱性点阵激光或非剥脱性点阵激光治疗，并配合抗瘢痕药物控制半年以上。经治疗后，多数增生性瘢痕可平复，但会留有不同程度的质地改变（图 2-4-1 ~ 图 2-4-3）。

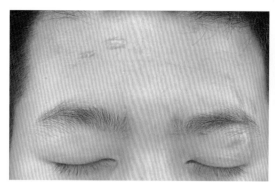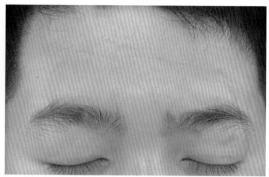

图 2-4-1　外伤后增生性瘢痕

24 岁男性，面部外伤后行清创缝合术，拆线时曾建议其早期进行激光治疗，患者未予采纳。术后 2 个月瘢痕增生明显，再次就诊。左图为额部增生性瘢痕治疗前，右图为治疗 2 次后效果。使用 CO_2 点阵激光和 1320/1440nm 双波长非剥脱性点阵激光联合治疗 2 次后，瘢痕平坦，效果满意。参数：采用的剥脱性点阵激光为韩国路创丽公司超脉冲 CO_2 点阵激光，因不同厂家仪器参数设置差别较大，此处仅列出治疗原则供参考，即此患者的瘢痕最初使用高能量、低密度方法治疗，随着瘢痕变平，可降低能量，提高密度；非剥脱性点阵激光为美国赛诺秀公司仪器，1320/1440nm 双波长顺序发射，能量 $8\,J/cm^2/3\,J/cm^2$，光斑直径 14mm

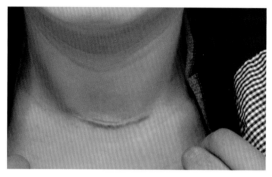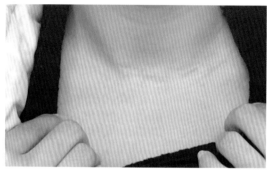

图 2-4-2　手术后增生性瘢痕

28 岁女性，颈部外科手术后半年，瘢痕增生明显，使用非剥脱性点阵激光治疗 8 次，有所改善但效果缓慢，其后使用 CO_2 点阵激光和非剥脱性点阵激光联合治疗 5 次，瘢痕基本平坦，增生消退。左图为治疗前，右图为治疗 10 次后效果。本例说明，对于增生性瘢痕剥脱性点阵激光的治疗效果更为明显，如两者联合治疗，疗效会更佳，但需注意对热损伤叠加的控制。治疗参数同图 2-4-1 患者

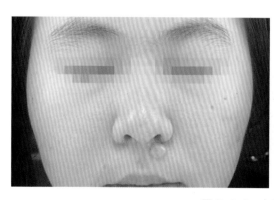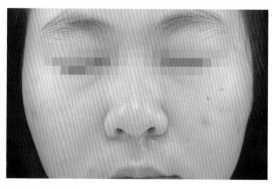

图 2-4-3　上唇部增生性瘢痕

23 岁女性，左图为治疗前，右图为采用超脉冲 CO_2 激光磨削 1 次后一个半月的效果。对于增生很明显的瘢痕，可考虑进行手术切除，手术难度较大的部位可尝试应用激光直接磨削，再予以药物和点阵激光治疗，往往能取得较好的效果。但口周和鼻周的瘢痕磨削后会有一定程度的再次增生，需及时进行多次后续治疗，对此要向患者充分说明。治疗参数同图 2-4-1 患者

二、瘢痕疙瘩

瘢痕疙瘩常用的治疗方案是手术、激素、放射、激光等疗法的联合治疗（图2-4-4）。

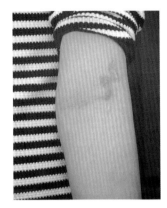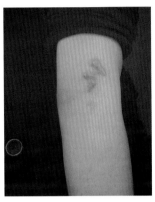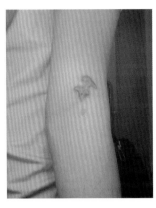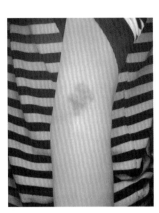

图2-4-4　左上臂瘢痕疙瘩

18岁男性，左上臂瘢痕疙瘩切除后半个月给予剥脱性点阵激光治疗。图中显示从左至右分别为治疗1次、2次、3次和5次后效果，可见术后瘢痕有再次增生趋势，直到9个月后经过5次的治疗才逐渐萎缩。该患者3次治疗后曾有4个月因信心不足放弃治疗，之后再次治疗，瘢痕逐渐萎缩。参数：同图2-4-1患者。瘢痕较厚时需要高能量穿透，此时密度一定要小，以避免热损伤过重导致瘢痕增生

三、痤疮后瘢痕

痤疮后重度增生性瘢痕的治疗方法同增生性瘢痕，痤疮后轻度增生和轻度凹陷性瘢痕可直接采用点阵激光磨削（CO_2激光、铒激光磨削）治疗，常需治疗4~6次，每次治疗间隔1~2个月，可基本平复（图2-4-5 ~ 图2-4-9）。

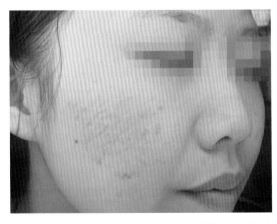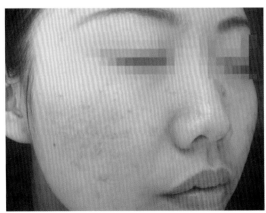

图2-4-5　右面部痤疮后瘢痕

21岁女性，左图为治疗前，右图为CO_2点阵激光治疗2次后效果，可见痤疮后凹陷性瘢痕明显变平，部分较浅瘢痕已不明显。参数：低能量、高密度原则

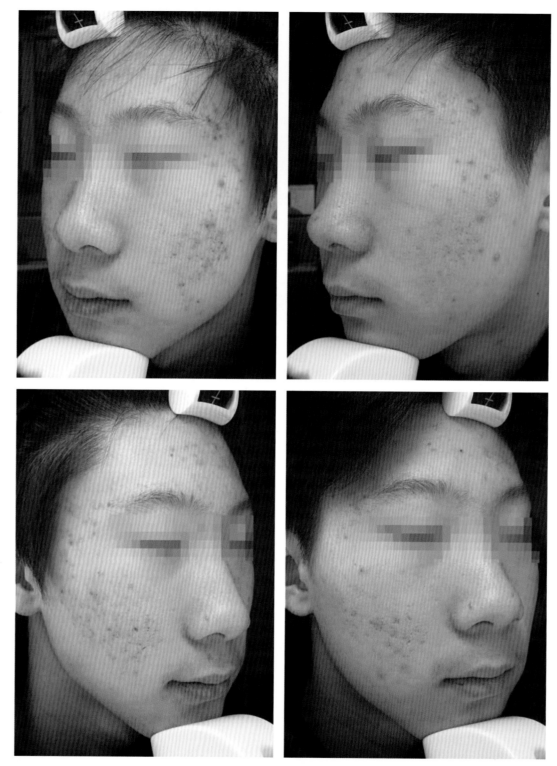

图 2-4-6　面部痤疮后瘢痕

　　17 岁男性，治疗前后左斜侧位、右斜侧位 2 个角度的对比图。每组对比图左侧为治疗前、右侧为 CO_2 点阵激光治疗 2 次后效果。可见治疗后痤疮后凹陷性瘢痕明显变平，部分较浅瘢痕已不明显，且新发皮损很少，提示剥脱性点阵激光不仅能使瘢痕平复，还可减少痤疮的新发。治疗机制可能包括：点阵式微孔使毛孔畅通，减少堵塞情况；部分皮脂腺受损，减少皮脂生成；微损伤启动修复机制，使炎症和色素沉着快速消退。参数：同前

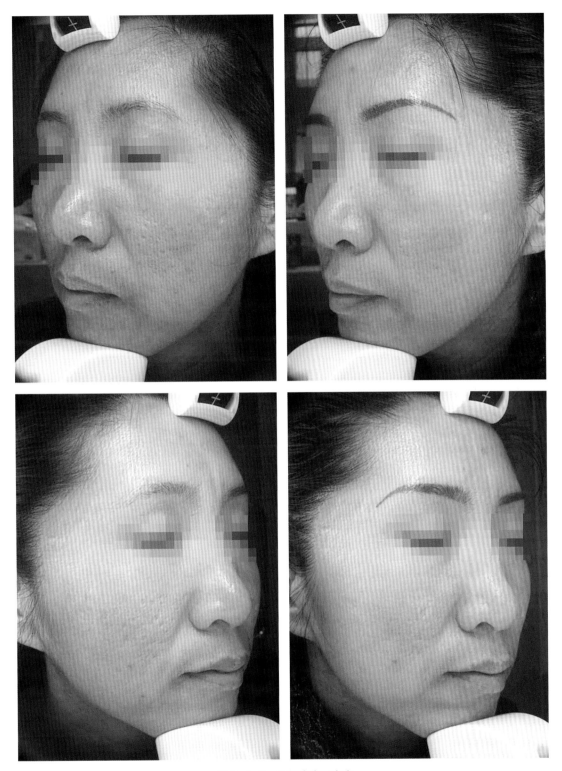

图 2-4-7　面部痤疮后瘢痕

　　43 岁女性，治疗前后左斜侧位、右斜侧位 2 个角度的对比图。每组对比图左侧为治疗前、右侧为 CO_2 点阵激光治疗 5 次后效果。可见治疗后痤疮后凹陷性瘢痕明显变平，部分较浅瘢痕已不明显。参数：同前

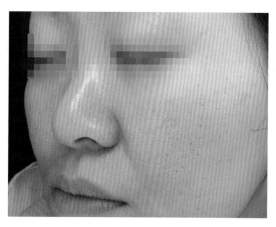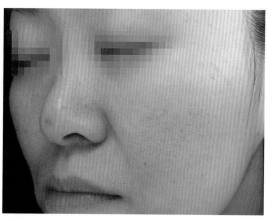

图 2-4-8　面部痤疮后瘢痕

28 岁女性，左图为治疗前，右图为非剥脱性点阵激光治疗 4 次后效果，可见痤疮后凹陷性瘢痕变平，但疗效不如 CO_2 点阵激光明显。参数：1320/1440nm 双波长顺序发射，能量 8 J/cm^2/3 J/cm^2，光斑直径 14mm

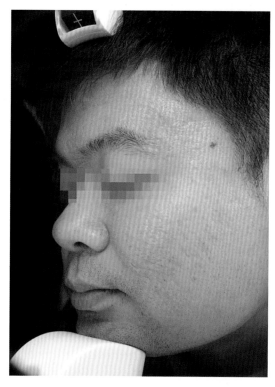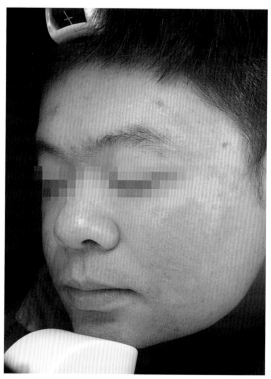

图 2-4-9　面部痤疮后瘢痕

30 岁男性，左图为治疗前，右图为 CO_2 点阵激光治疗 1 次后 1 个月效果，可见多数瘢痕已变平，效果良好，但皮肤仍部分发红，皮肤屏障未完全恢复。1 次治疗就能取得如此疗效应与适合的参数选择和患者个体差异有关。参数：低能量、高密度原则

四、凹陷较深的瘢痕（外伤或水痘后遗留的凹陷性瘢痕）

较小或单发的凹陷较深的瘢痕可通过手术切除，较大或多发的凹陷较深的瘢痕可使用 CO_2 点阵激光

磨削或 PRP 结合点阵激光治疗，数次后可接近平复（图 2-4-10 ~ 图 2-4-15）。

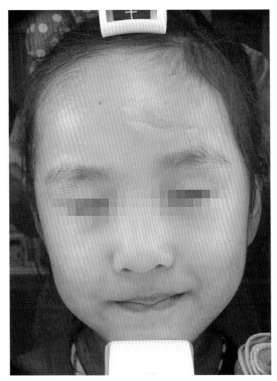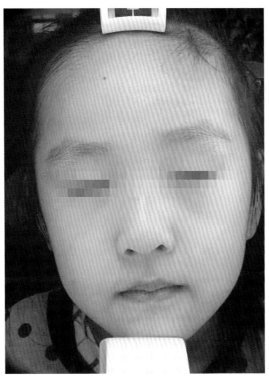

图 2-4-10　额部凹陷性瘢痕

　　6 岁女孩，外伤后 3 周，出现凹陷性瘢痕。左图为治疗前，右图为 CO_2 点阵激光治疗 2 次后 1 个月效果，可见瘢痕愈合良好，凹陷不明显。新鲜瘢痕若得到及时治疗，往往需要较少次数即可取得理想的疗效。参数：低能量、高密度原则

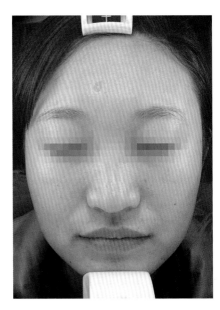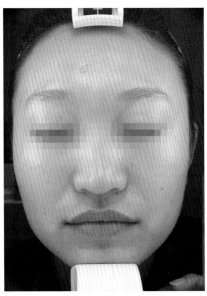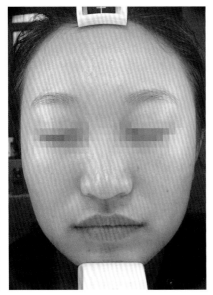

图 2-4-11　额部凹陷性瘢痕

　　24 岁女性，水痘后出现凹陷性瘢痕，左图为治疗前，中图为 CO_2 点阵激光治疗 1 次后效果，右图为 CO_2 点阵激光治疗 2 次后 2 个月效果。可见治疗后瘢痕明显平复，继续治疗几次后可取得理想的疗效。陈旧性瘢痕需要治疗次数较多，对于此类较深凹陷的瘢痕需治疗 4 ~ 8 次，可配合填充疗法。参数：低能量、高密度原则

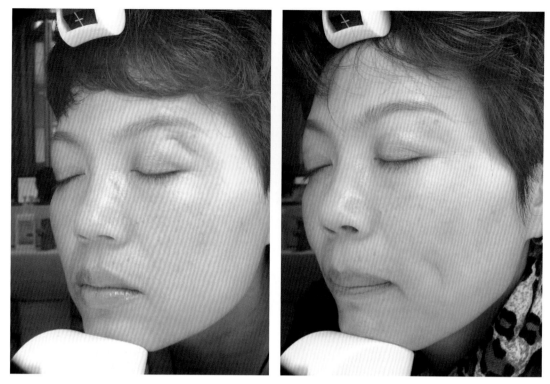

图 2-4-12 **左上睑凹陷性瘢痕**

42 岁女性，外伤后 5 周来诊，出现凹陷性瘢痕。左图为治疗前，右图为 CO_2 点阵激光治疗 2 次后 2 个月效果，可见凹陷已不明显。如此凹陷的新鲜瘢痕如果不及时治疗很难在短期内愈合得如此平坦。参数：低能量、高密度原则

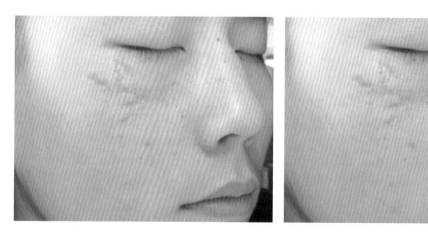

图 2-4-13 **右面部凹陷性瘢痕**

15 岁男性，外伤后 3 个月愈合欠佳来诊。左图为治疗前，右图为 CO_2 点阵激光结合 PRP 治疗 5 次后 1 年效果，可见瘢痕明显改善。参数：低能量、高密度原则

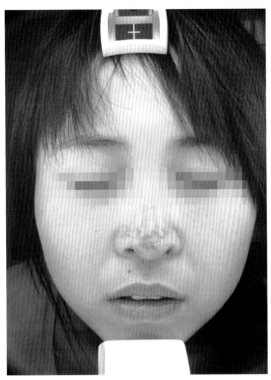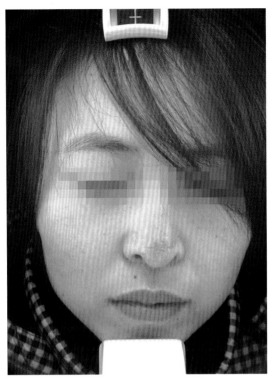

图 2-4-14　**鼻部凹陷性瘢痕**

　　27 岁女性，鼻部填充剂注射后感染，遗留凹陷性瘢痕 2 个多月来诊。左图为治疗前，右图为 CO_2 点阵激光治疗 2 次 3 个月后效果，可见瘢痕逐渐平坦。继续治疗 1 次后患者自觉满意，未再来就诊。参数：低能量、高密度原则

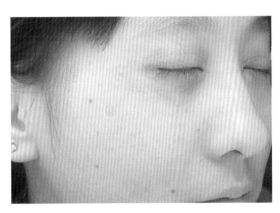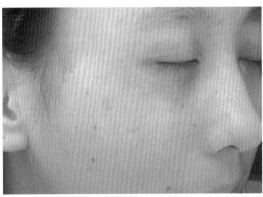

图 2-4-15　**右面部凹陷性瘢痕**

　　17 岁女性，右面部药物烧灼法去痣后遗留凹陷性瘢痕。左图为治疗前，右图为 CO_2 点阵激光联合非剥脱性点阵激光治疗 3 次后 1 个月效果，可见瘢痕明显平坦。治疗凹陷性瘢痕和增生性瘢痕，两种激光联合治疗效果更佳。参数：CO_2 点阵激光采用低能量、高密度原则；非剥脱性点阵激光：1320/1440nm 双波长顺序发射，能量 8 J/cm^2/3 J/cm^2，光斑直径 14mm

五、烧烫伤及其他原因所致的大面积瘢痕

　　根据瘢痕的大小、深浅，以及是否伴有功能障碍来决定治疗方法。对于受伤较深或伴功能障碍者，可进行手术治疗（直接切除、植皮、皮瓣移植或者使用扩张器）。对于受伤较浅且不伴有功能障碍，或手术治疗难度较大的，可考虑直接应用激光来治疗凸凹不平、血管增生扩张和色素改变（图 2-4-16～图 2-4-19）。

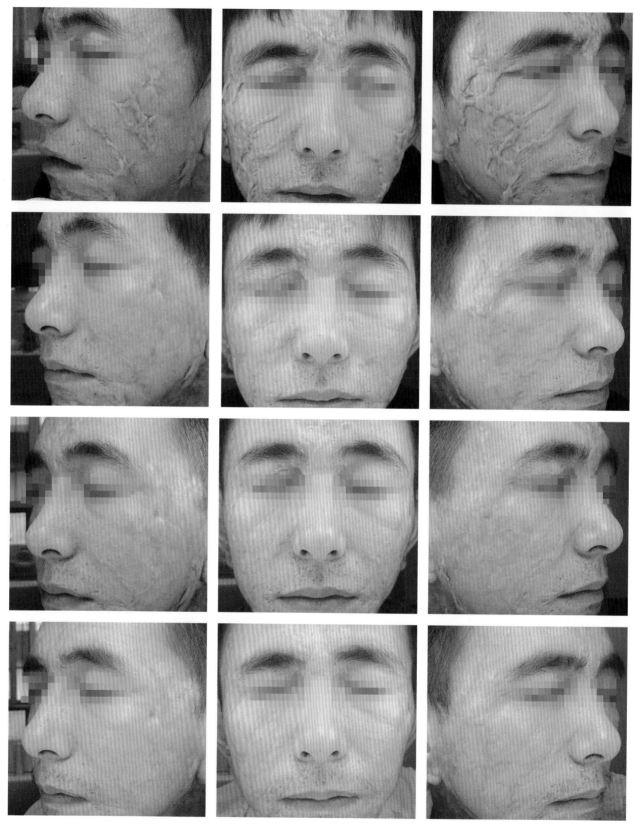

图 2-4-16　面部聚合性痤疮后遗留的大面积瘢痕

　　22 岁男性，面部聚合性痤疮反复发作 6 年，后留有赘状、桥状和网状增生性瘢痕，达毁容程度。图片从左至右为治疗前后左斜侧位、正位和右斜侧位 3 个角度的对比图。每组图片从上至下依次显示治疗前、CO_2 激光削痂法直接磨削 1 次后效果、CO_2 点阵激光治疗 1 次后效果和 CO_2 点阵激光治疗 2 次后效果。可见治疗后瘢痕明显平坦。经典的超脉冲 CO_2 激光磨削在运用得当时疗效确切，适用于明显凹凸不平瘢痕的磨削、孪缩瘢痕的松解等，但需注意磨削深度和方法（直接磨削、人工点阵、剥离法等）

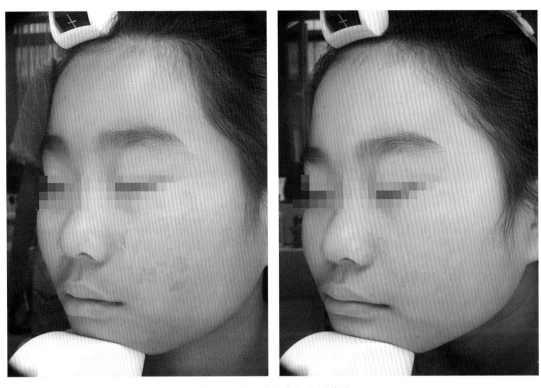

图 2-4-17 左面部烫伤后瘢痕

12 岁女孩，左面部烫伤后出现瘢痕 10 年。左图为治疗前，右图为 CO_2 点阵激光治疗 3 次后效果，可见瘢痕基本平坦，色素沉着已不明显，外观明显得到改善。参数：低能量、高密度原则

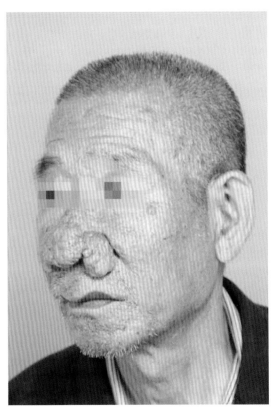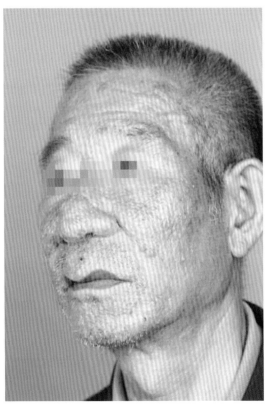

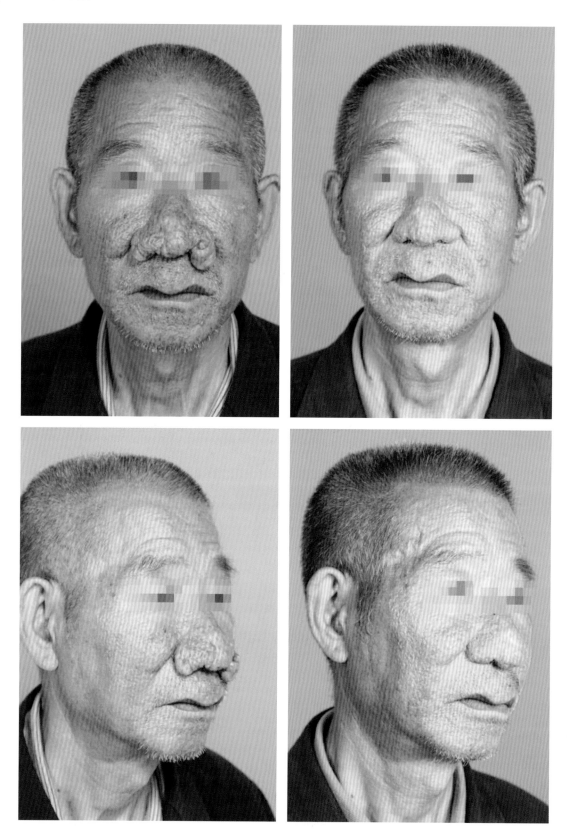

图 2-4-18　家族性酒渣鼻

68岁男性，家族性酒渣鼻，已发展至鼻赘期，达毁容程度，且阻碍正常通气。在全麻下使用超脉冲 CO_2 激光磨削法直接削平。左侧 3 图为治疗前，右侧 3 图为治疗 1 次后 3 个月效果，可见鼻赘基本去除，外观明显改善。随访 3 个月后无瘢痕增生

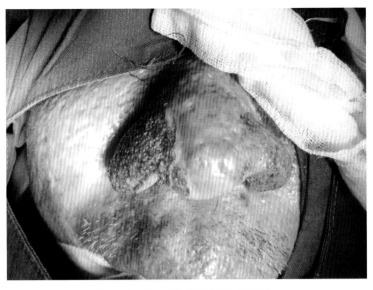

图 2-4-19　**家族性酒渣鼻（治疗中）**

为图 2-4-18 患者在全麻下治疗时的情况。采用超脉冲 CO_2 激光将皮赘磨削至正常鼻部形态。全麻方式可减少患者的疼痛和恐惧，术中使用双极射频对较粗的大血管进行电凝止血，可有效和安全地控制出血。图中显示为磨削后即刻外观

六、外科缝合后瘢痕

拆线后的 1~2 周采用 PDL、点阵激光（剥脱或非剥脱）或 IPL 联合治疗 4~6 次，可起到预防增生和消除针眼瘢痕的作用，配合外用预防瘢痕的药物效果会更好（图 2-4-20~图 2-4-34）。

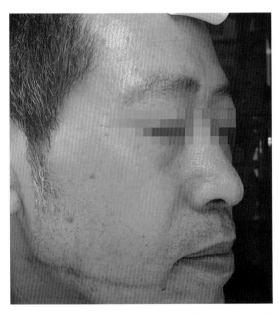 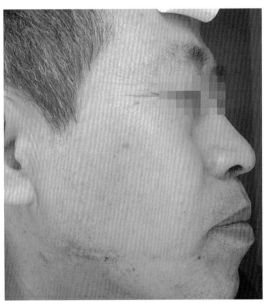

图 2-4-20　**右面部外科缝合后瘢痕**

59 岁男性，外科缝合后出现瘢痕 1 个月来就诊。仅对前侧约 4cm 的瘢痕进行了激光修复，从而形成了明显的自身对照效果。左图为治疗前，右图为 CO_2 点阵激光治疗 4 次后半年效果，可见瘢痕前侧治疗部位已平坦，愈合良好，而后侧未治疗部位的瘢痕仍增生明显。可以通过这一自身对照病例证实 CO_2 点阵激光对术后瘢痕的修复作用。参数：低能量、高密度原则

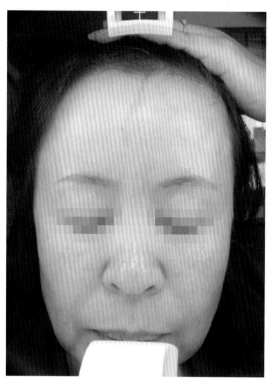
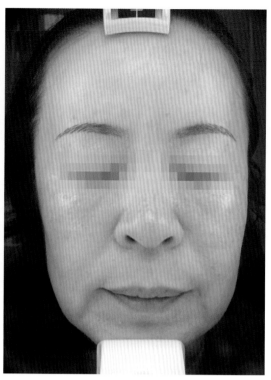

图 2-4-21　额部外科缝合后瘢痕

　　49 岁女性，额部外科缝合后出现瘢痕 2 个月来就诊。左图为治疗前，右图为 CO_2 点阵激光治疗 2 次后效果，可见瘢痕已不明显，愈合良好。个体差异、伤口损伤程度、部位、治疗是否及时、缝合技术等都会影响瘢痕治疗的最终效果。参数：低能量、高密度原则

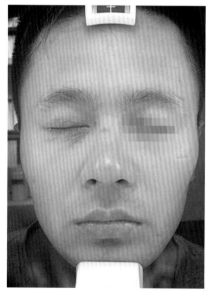
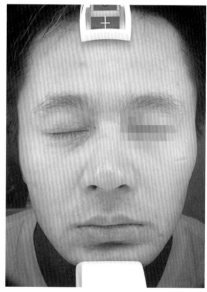
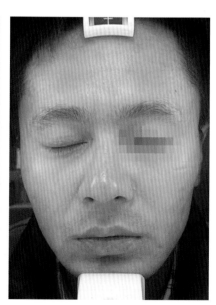

图 2-4-22　右眼睑外科缝合后瘢痕

　　27 岁男性，右眼睑外科缝合后出现瘢痕 20 天来就诊。左图为治疗前，中图为 CO_2 点阵激光治疗 1 次后，右图为 CO_2 点阵激光治疗 2 次后 3 个月效果，可见瘢痕已不明显，愈合良好。新鲜瘢痕及时治疗对后期的愈合效果有至关重要的影响。参数：低能量、高密度原则

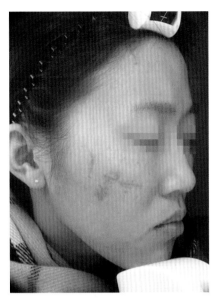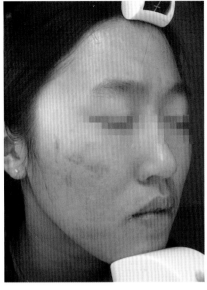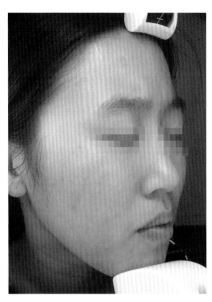

图 2-4-23　右面部外科缝合后瘢痕

　　22 岁女性，右面部外科缝合后出现瘢痕 3 周来就诊。左图为治疗前，中图为 CO_2 点阵激光治疗 1 次，右图为 CO_2 点阵激光治疗 4 次后 2 个月效果，可见瘢痕已不明显，愈合良好。参数：低能量、高密度原则

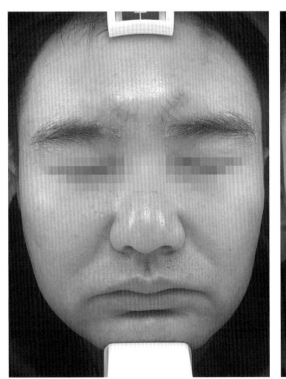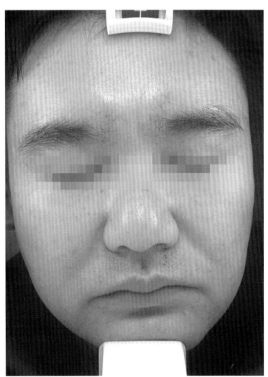

图 2-4-24　额部外科缝合后瘢痕

　　37 岁男性，额部外科缝合后出现瘢痕 1 个月来就诊。左图为治疗前，右图为 CO_2 点阵激光治疗 3 次后 1 个月效果，可见瘢痕已不明显，缝合后的针眼愈合良好。术后瘢痕早期修复对针眼的愈合尤为有利。参数：低能量、高密度原则

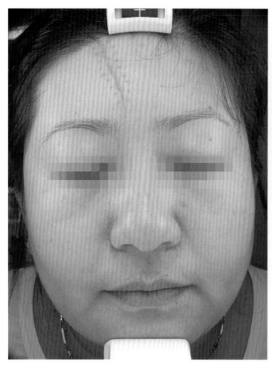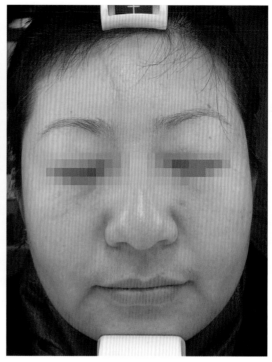

图 2-4-25　额部外科缝合后瘢痕

　　36 岁女性，额部外科缝合后出现瘢痕一个半月来就诊。左图为治疗前，右图为 CO_2 点阵激光治疗 1 次后 2 个月效果，可见瘢痕无明显增生，缝合后的针眼较瘢痕治疗前改善明显。该患者其后又经过 2 次治疗，瘢痕愈合满意。此患者因未及时治疗，瘢痕和针眼愈合均欠佳，再次提示了早期治疗的重要性。参数：低能量、高密度原则

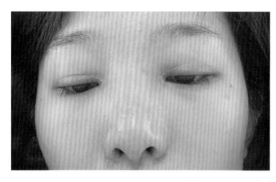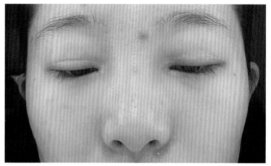

图 2-4-26　上睑和内眦部术后瘢痕

　　27 岁女性，重睑术和内眦开大术后出现瘢痕 1 个月来就诊，内眦处出现瘢痕增生。左图为治疗前，右图为 CO_2 点阵激光治疗 2 次后 1 个月效果，可见增生瘢痕明显平坦。患者自觉内眦瘢痕挛缩所致牵拉感觉明显减轻。对于此类患者，CO_2 点阵激光是较好的选择。参数：低能量、高密度原则

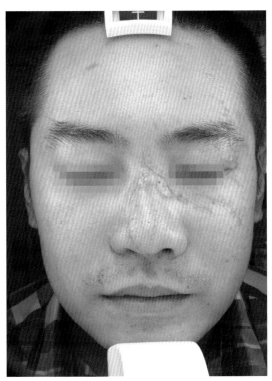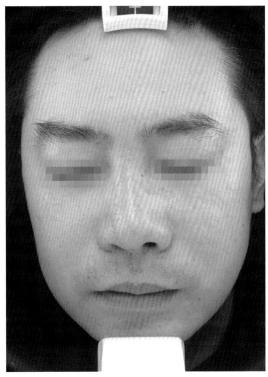

图 2-4-27　面部外科缝合后瘢痕

26 岁男性，面部外科缝合后出现瘢痕 2 个月来就诊，瘢痕愈合欠佳。左图为治疗前，右图为 CO_2 点阵激光治疗 3 次后 4 个月效果，可见瘢痕已不明显。参数：低能量、高密度原则

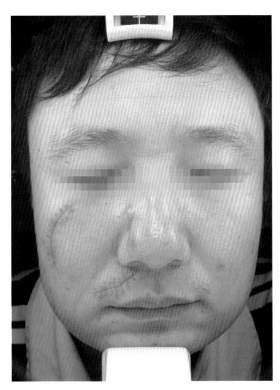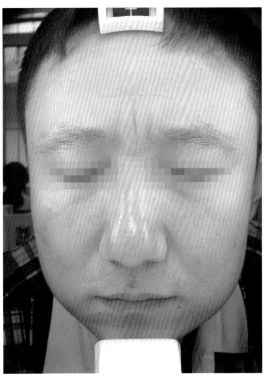

图 2-4-28　右面部外科缝合后瘢痕

36 岁男性，右面部外科缝合后出现瘢痕 2 周来就诊。左图为治疗前，右图为 CO_2 点阵激光治疗 7 次后 3 个月效果，可见治疗后瘢痕已不明显，缝合的针眼愈合良好，对外观已无影响。参数：低能量、高密度原则

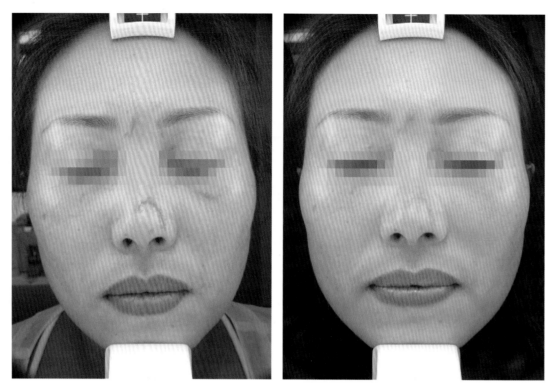

图 2-4-29　鼻部外科缝合后瘢痕

　　37 岁女性，鼻部外科缝合出现瘢痕后半个月来就诊。左图为治疗前，右图为 CO_2 点阵激光治疗 2 次后 2 个月效果，可见瘢痕已不明显，愈合良好。参数：低能量、高密度原则

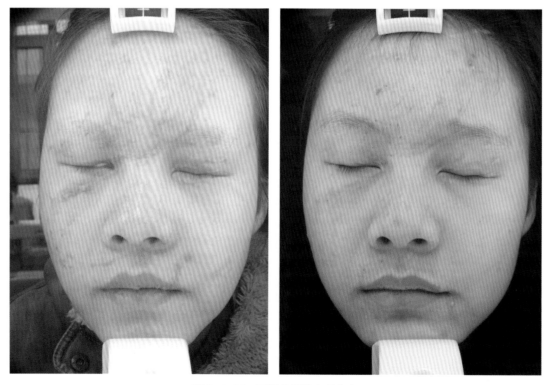

图 2-4-30　面部外科缝合后瘢痕

　　19 岁女性，面部外伤缝合后出现瘢痕 20 天来就诊。左图为治疗前，右图为 CO_2 点阵激光治疗 5 次后 2 个月效果，可见治疗后多数瘢痕已不明显，眼睑形态恢复正常。参数：低能量、高密度原则

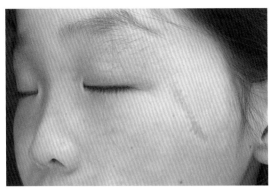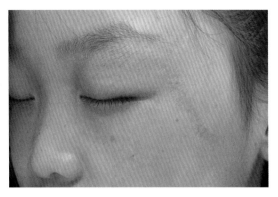

图 2-4-31　左面部外科缝合后瘢痕

　　10 岁女孩，左面部外科缝合后出现瘢痕 5 年来就诊。左图为治疗前，右图为 CO_2 点阵激光治疗 5 次后 2 个月效果，可见瘢痕明显得到改善。陈旧性瘢痕往往需要经过较多的治疗次数，最终可以在颜色和平坦程度上得到明显的改善。参数：低能量、高密度原则

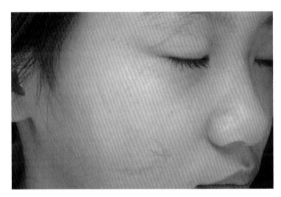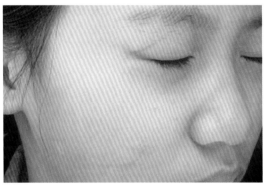

图 2-4-32　右面部外科缝合后瘢痕

　　10 岁女孩，右面部外科缝合后出现瘢痕 7 年来就诊。左图为治疗前，右图为非剥脱性点阵激光治疗 3 次后 2 个月效果，可见瘢痕明显改善。非剥脱性点阵激光对瘢痕的改善没有剥脱性点阵激光快速，往往需要经过较多的治疗次数。参数：1320/1440nm 双波长顺序发射，能量 8 J/cm^2/3 J/cm^2，光斑直径 14mm

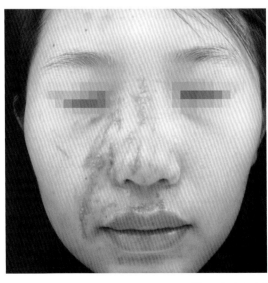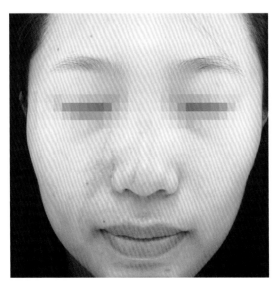

图 2-4-33　面部外科缝合后瘢痕

　　24 岁女性，面部外科缝合后出现瘢痕 3 周来就诊。左图为治疗前，右图为 CO_2 点阵激光治疗 5 次后 2 个月效果，可见瘢痕明显得到改善。参数：低能量、高密度原则

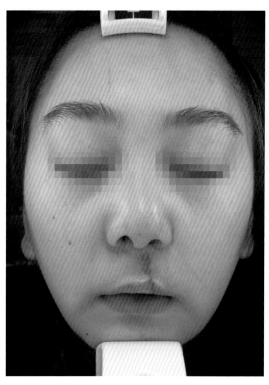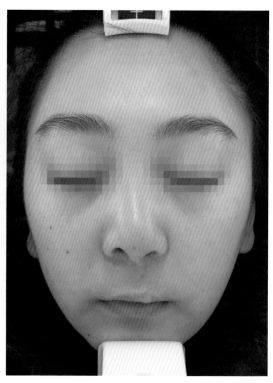

图 2-4-34　上唇部术后瘢痕

　　22 岁女性，上唇部术后出现瘢痕 1 个月来就诊。左图为治疗前，右图为 CO_2 点阵激光治疗 4 次后 2 个月效果，可见瘢痕明显得到改善，无增生和挛缩。早期对术后瘢痕进行修复可以减轻瘢痕对局部形态的影响。参数：低能量、高密度原则

七、瘢痕伴色素沉着

　　长脉宽 755nm、强脉冲光、调 Q1064nm 激光或点阵激光均可治疗色素沉着（图 2-4-35）。

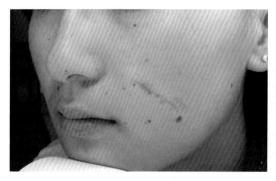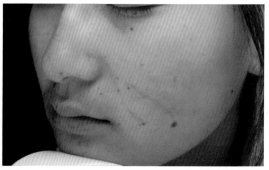

图 2-4-35　左面部瘢痕伴色素沉着

　　20 岁女性，左面部术后出现瘢痕伴色素沉着 1 个月来就诊。左图为治疗前，右图为染料激光治疗 1 次后 2 个月效果，可见色素沉着明显改善。早期对发红或有色素沉着的术后瘢痕也可进行染料激光治疗，可以减轻发红或色素沉着，抑制增生。参数：585/1064nm 双波长，脉宽 2/15ms，脉冲间隔 medium，能量 7.5 J/cm²/30 J/cm²，光斑直径 7mm

八、色素脱失的瘢痕

色素脱失的瘢痕可采用手术切除、吸疱法表皮移植、肉色文刺等方法治疗，色素未完全脱失的可以采用激光磨削刺激色素细胞的活性治疗。

九、皮瓣修复术后瘢痕

临床上许多颜面部创伤、肿物切除或手术整复后需行局部皮瓣修复。此类术后瘢痕较为特殊，其特点为局部损伤明显、血供较差、张力较大。如不予处理，瘢痕愈合欠佳，影响美观，甚至挛缩造成局部形态明显改变，进而影响功能。以往的药物方法往往效果不理想，CO_2 点阵激光治疗此类瘢痕可以在不影响皮瓣成活的同时，抑制瘢痕的增生和挛缩，促进瘢痕良好修复，对局部形态的恢复也有明显的促进作用，减少二次手术修复的概率（图 2-4-36 ～ 图 2-4-39）。因此，激光治疗是皮瓣修复术后瘢痕确切有效的辅助方法。

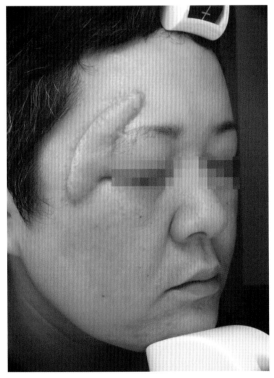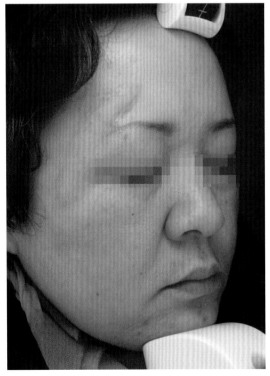

图 2-4-36　右颞部皮瓣修复术后瘢痕

43岁女性，右颞部皮瓣修复术后出现瘢痕1个月来就诊。左图为治疗前，右图为 CO_2 点阵激光治疗4次后1个月效果，可见治疗后瘢痕无明显增生，皮瓣颜色正常，且边缘形态过渡自然。早期对皮瓣修复术后瘢痕进行修复，不会影响皮瓣的成活，且可以促进皮瓣形态的正常化，建议作为常规的术后治疗方法。参数：低能量、高密度原则

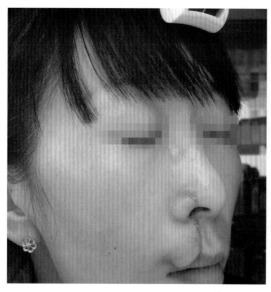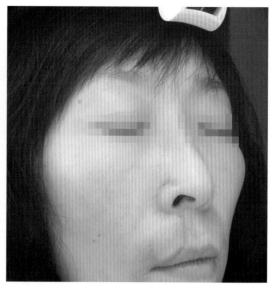

图 2-4-37　右鼻翼和上唇皮瓣修复术后瘢痕

35 岁女性，右鼻翼和上唇皮瓣修复术后出现瘢痕 1 个月来就诊。左图为治疗前，右图为 CO_2 点阵激光治疗 5 次后 1 个月效果，可见瘢痕无明显增生，且上唇形态接近自然。此种瘢痕如不予激光修复，很可能对上唇形态产生较大影响，后期需要再次进行手术修复。参数：低能量、高密度原则

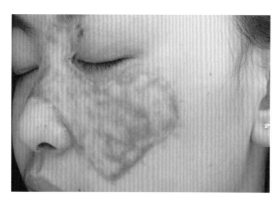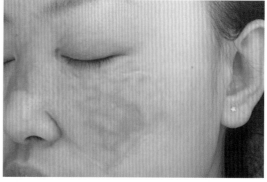

图 2-4-38　面中部皮瓣修复术后瘢痕

28 岁女性，面中部皮瓣修复术后出现瘢痕 3 年来就诊。左图为治疗前，右图为 CO_2 点阵激光治疗 1 次后 2 个月效果，可见瘢痕增生减轻，且色素沉着明显得到改善。此例证明，CO_2 点阵激光对皮瓣的色泽和瘢痕的形态均有较好的改善效果。参数：低能量、高密度原则

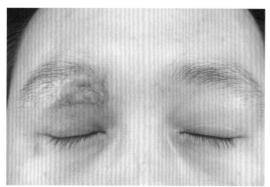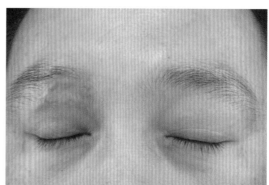

图 2-4-39　右眉部皮瓣修复术后瘢痕

35 岁男性，右眉部皮瓣修复术后出现 1 个月来就诊。左图为治疗前，右图为 CO_2 点阵激光治疗 2 次后 1 个月效果，可见皮瓣的色泽和瘢痕的形态均有较好的改善效果。后期再进行几次治疗后效果更佳。参数：低能量、高密度原则

第五节

痤疮

　　痤疮是一种发生于毛囊皮脂腺的慢性炎症性皮肤病，发病的 4 个环节是产生大量皮脂、毛囊角化过度、痤疮丙酸杆菌繁殖和毛囊周围炎症。对于不耐受药物治疗或症状较顽固者可进行光学治疗，包括应用杀灭痤疮丙酸杆菌的蓝光（415nm）、抗炎和促修复的红光（630nm）、波长范围较大的 IPL、针对炎症性皮损的脉冲染料激光（PDL）、适合中重度患者的光动力治疗（PDT）、能减少皮脂分泌的点阵激光（剥脱或非剥脱点阵激光）等（图 2-5-1、图 2-5-2）。如果留有痤疮后色素沉着或瘢痕，则给予相应的上述激光治疗。

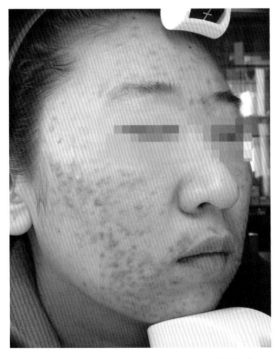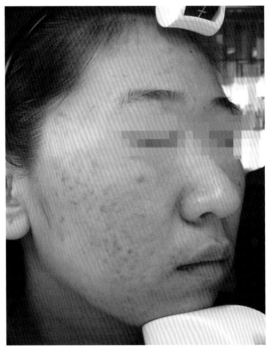

图 2-5-1　右面部痤疮

　　23 岁女性，右面部红色丘疹反复发作 3 年来就诊，曾多次口服和外用药物治疗，效果欠佳。左图为治疗前，右图为应用非剥脱性点阵激光治疗 1 次后 1 个月效果，可见炎性丘疹明显减少。非剥脱性点阵激光可在治疗部位造成众多的微损伤区，深度可至真皮中下部，从而使部分皮脂腺受损，从痤疮发生的病理和生理基础层面减少痤疮的发生。同时，热损伤还能促进组织的修复，对减轻炎症也有效果。参数：1320/1440nm 双波长顺序发射，能量 8 J/cm²/3 J/cm²，光斑直径 14mm

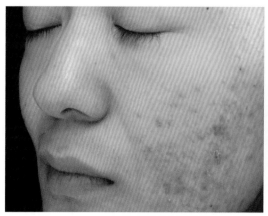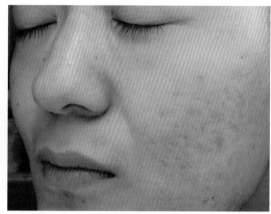

图 2-5-2　左面部痤疮

　　25 岁男性，左面部红色丘疹、脓包反复发作 2 年来就诊。左图为治疗前，右图为 IPL 治疗 3 次后 1 个月效果，可见炎性丘疹明显减少。IPL 可使血管受热封闭，从而减轻痤疮红斑，同时还可对毛囊和皮脂腺造成损伤，从而减少油脂分泌，减轻痤疮症状。但是 IPL 对瘢痕的治疗效果较差，如有痤疮后凹陷或增生性瘢痕，需联合其他激光疗法共同进行治疗。参数：IPL，560nm，双脉冲，脉宽 3ms，脉冲延迟 25ms，能量 14 J/cm^2

第六节

多毛症

多毛症是指身体多个部位出现毛发过多，可以是先天性的或后天性的，也可以是泛发的或局部的。激光脱毛的原理是基于选择性光热作用理论。毛囊和毛干中有丰富的黑色素。激光能以黑色素为靶目标精确且选择性地进行脱毛治疗。黑色素在吸收了激光的能量后，温度急剧升高，导致毛囊组织的破坏，从而将毛发去除。

毛发的生长有生长期（Anagen）、退行期（Catagen）和静止期（Telogen）。在生长期，毛母质细胞快速分裂，生成毛干，毛发延长，此期黑色素最多，因此对激光极其敏感；在退行期，毛母质细胞退化，毛乳头萎缩；在静止期，毛囊与毛乳头分离，毛发脱落。毛发生长周期根据身体部位不同而有所差异。因为激光对退行期、静止期的毛发无明显作用，只有毛发转入生长期后激光才能发挥作用，所以激光脱毛需要进行多次治疗，效果才能明显。基于不同部位的毛发有不同的生长周期，每次治疗间隔也有差异。例如，头部毛发有相对较短的静止期，故治疗间隔时间可短至 1 个月；躯干和四肢毛发静止期相对较长，因此治疗间隔以 2 个月左右为宜。

激光脱毛常用方法有应用长脉冲 755nm 激光、长脉冲 1064nm 激光、强脉冲光（波长 560 ~ 1200nm）和半导体激光（波长 800nm、810nm）等，通常需要进行 4 ~ 10 次治疗（图 2-6-1 ~ 图 2-6-4）。

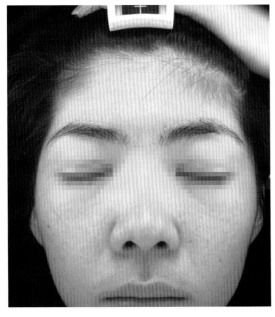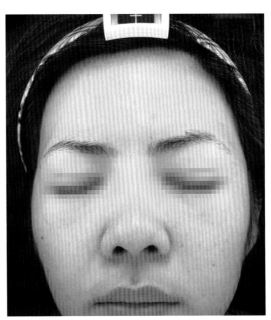

图 2-6-1　**额部脱毛**

28 岁女性，因额部发际毛发较多来就诊。左图为治疗前，右图为应用 755nm 紫翠宝石激光治疗 5 次后 2 个月效果，可见毛发明显减少。参数：755nm，脉宽 20ms，能量 20 J/cm²，光斑直径 12mm

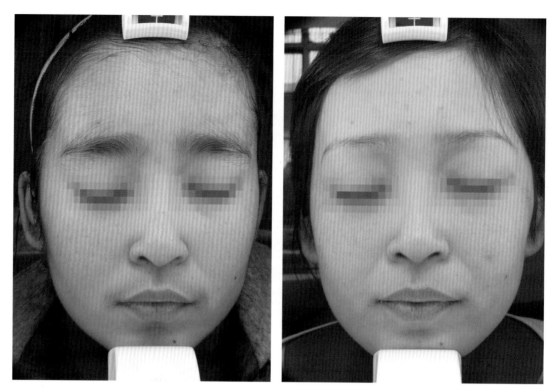

图 2-6-2　全面部脱毛

　　27 岁女性，全面部毛发均较多。左图为治疗前，右图为 755nm 紫翠宝石激光治疗 5 次后 1 个月效果，可见毛发明显减少。该患者肤色较暗，能量需酌情降低。参数：755nm，脉宽 20ms，能量 18 J/cm²，光斑直径 12mm

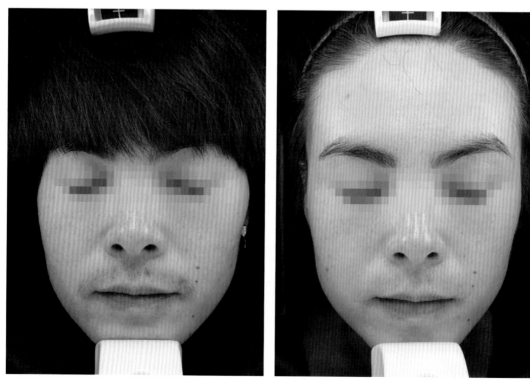

图 2-6-3　上唇部脱毛

　　33 岁女性，上唇毛发较多。左图为治疗前，右图为 755nm 紫翠宝石激光治疗 3 次后 1 个月效果，可见毛发稀疏。后期毛发生长会逐渐缓慢，治疗间隔需相应延长。参数：755nm，脉宽 20ms，能量 18 J/cm²，光斑直径 12mm

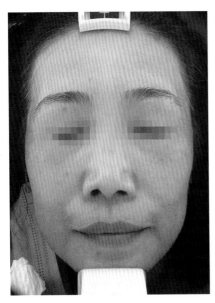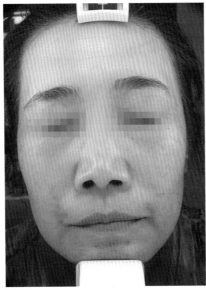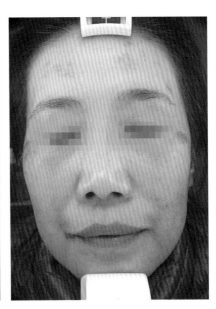

图 2-6-4　全面部脱毛

51 岁女性，自觉全面部毛发较多。左图为治疗前，中图为应用 810nm 半导体激光治疗 5 次后效果，右图为应用 755nm 紫翠宝石激光治疗 1 次后 1 个月效果。采用 810nm 半导体激光（Alma 公司）滑动式脱毛 5 次，之后使用 755nm 紫翠宝石激光治疗 1 次，治疗当天面部多处出现红斑，数小时后出现水疱和结痂，结痂脱落后留有色素沉着。右图中可见治疗后毛发明显减少，但使用 755nm 紫翠宝石激光治疗后出现色素沉着，考虑与患者治疗前有暴晒史、术后冰敷不充分有关。在晒黑后治疗能量需相应降低，以避免或减少色素沉着的发生。参数：755nm，脉宽 20ms，能量 18 J/cm^2，光斑直径 12mm

第七节

皮肤老化

健康皮肤的标准是柔润（Soft）、平滑（Smooth）、光泽（Shining）和美感（Sensual），简称4S。治疗和预防皮肤老化的方法有很多，包括手术、注射填充、光电治疗、化学剥脱、激素疗法、微针疗法、PRP疗法和使用药妆品等。其中，光电治疗技术主要有点阵激光，光子嫩肤，调Q激光和长脉宽激光（"黑脸娃娃""白瓷娃娃"），红外光紧肤，射频治疗等。根据不同的皮肤状况，使用不同的光学方法或联合应用，可以有效地改善肤色、肤质和肤龄等问题（图2-7-1~图2-7-4）。

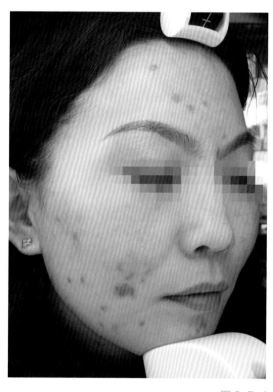 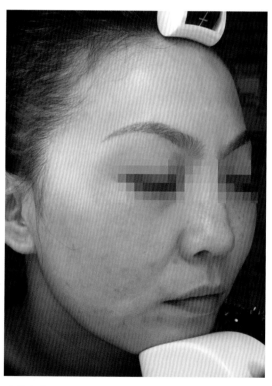

图 2-7-1　皮肤老化

38岁女性，面部出现淡褐色斑片8年，痤疮反复发作伴色素沉着1年来就诊。左图为治疗前，右图为IPL与非剥脱性点阵激光联合治疗后效果。先后进行了4次光子治疗和3次点阵激光治疗，持续3年时间。治疗后患者的面部斑片和色素沉着均不明显，皮肤纹理、毛孔、色泽不但未见老化，反而均有改善，提示长期进行IPL和点阵激光治疗有皮肤年轻化的效果。参数：IPL，560nm，双脉冲，脉宽3.5ms，脉冲延迟25ms，能量12~16 J/cm²；非剥脱性点阵激光，1320/1440nm双波长顺序发射，能量8 J/cm²/3 J/cm²，光斑直径14mm

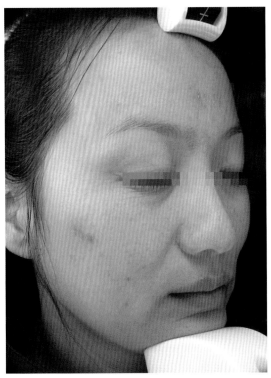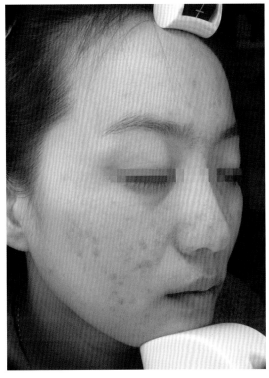

图 2-7-2　皮肤老化

　　36 岁女性，因面部皮肤松弛、有皱纹 3 年来就诊。左图为治疗前，右图为非剥脱性点阵激光治疗 4 次后效果，可见面部皮肤纹理、色泽均有改善，尤其是眼周皱纹明显减少。非剥脱性点阵激光多次治疗后可以改善皮肤松弛、暗黄的症状，且恢复期短，无明显并发症，建议作为皮肤老化的长期预防措施。参数：1320/1440nm 双波长顺序发射，能量 8 J/cm²/3 J/cm²，光斑直径 14mm

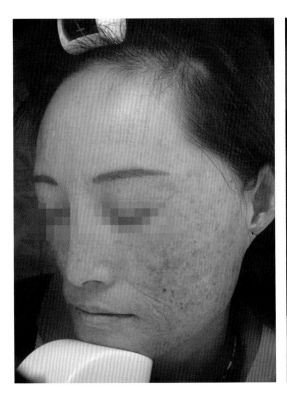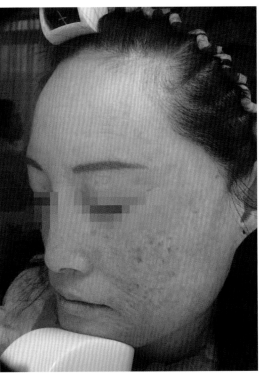

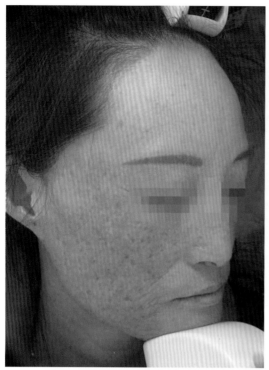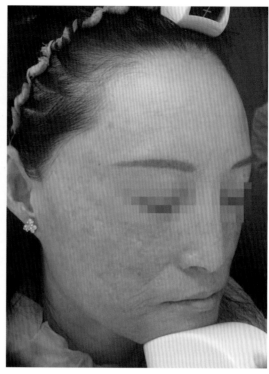

图 2-7-3　皮肤老化

　　42 岁女性，长期无防护暴晒，导致面部光老化严重，皮肤粗糙、松弛、下垂，出现皱襞、皮革样外观，且有不规则色斑。左侧两图为治疗前，右侧两图为 IPL 治疗 1 次后效果，可见患者面部斑片明显减少，皮肤松弛有所改善。此种皮肤问题经过数次 IPL 和点阵激光（剥脱和非剥脱）联合治疗后会有较大改善。参数：IPL，560nm，单脉冲，脉宽 4ms，能量 11 J/cm^2

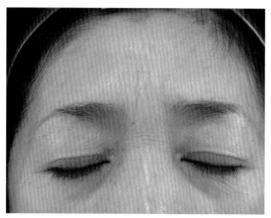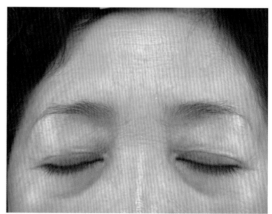

图 2-7-4　皮肤老化

　　55 岁女性，眼周皱纹、眼睑松弛多年来就诊。左图为治疗前，右图为 CO_2 点阵激光治疗 1 次后 2 个月效果，可见眼周和眉间皱纹明显减少，眼睑松弛减轻，重睑线上提。CO_2 激光由于是不可见激光，可以在眼睑部位使用。CO_2 激光治疗是一种较好的换肤除皱方式，但须注意深度和密度以缩短恢复时间。参数：中密度、低能量原则

第八节

面部松弛下垂

近年来医美抗衰项目十分流行，所谓抗衰即是指对抗面部衰老，而衰老的表现之一是面部松弛下垂。人体随着年龄的增长，胶原蛋白含量逐渐减少，面部出现松弛下垂，面部轮廓出现凹凸不平，正面观面部出现"三八线"等衰老表现。对此可以采用激光美容的方法进行治疗。

一、相关解剖

与面部衰老和松弛下垂有关的解剖机制包括以下几个方面：

（1）皮肤和皮下脂肪：随着年龄的增长，胶原蛋白的合成及含量减少、弹力纤维断裂和松弛、皮肤细胞老化伴新生不足、细胞外基质缺乏，导致皮肤粗糙无光泽、肤色不均、毛孔粗大、出现色斑、皮肤松弛下垂。

（2）深层脂肪：面部深层脂肪分布于肌肉与韧带之间，容量减少，脂肪结构移位、松垂，出现衰老面容。

（3）韧带与间隙：韧带起始于骨膜层，止于真皮层。面部韧带松弛以及间隙的扩大，导致面部形态松弛、老化明显。

（4）骨骼：随着年龄的增长，会有不同程度的骨组织吸收，导致深部组织支撑减少。

二、常见治疗设备和方法

目前矫正面部松弛下垂的非手术设备主要有以下几种：

（1）超声刀：利用聚焦式超声波技术以非手术形式提拉紧致面部和颈部。超声波技术可以启动细胞修复和再生，并作用于筋膜层，起到提拉和紧肤效果。

（2）热拉提 PLUS：采用高频射频，射频频率 40.68MHz，是传统射频的 6 倍以上。通过极性水分子在交变电场作用下高速旋转，产生能量，从而加热真皮、皮下胶原，这种聚焦作用使筋膜全层升温至胶原新生重塑的最佳温度 60~65℃，并可以加速脂肪代谢，达到紧致、提拉和溶脂的作用。

（3）热玛吉：是一种单极射频，利用专利的射频技术通过治疗探头传递高强度聚焦式射频能量，在皮肤上按照格式化区域作用于肌肤深层，激活皮肤胶原蛋白生长，增强皮肤弹性纤维，重建胶原支架，收紧皮肤，实现面部和颈部的提拉和紧实。

（4）深蓝射频：应用射频产生的热量，形成 V 形加热区，作用于真皮层胶原纤维，促进胶原蛋白新生和重塑，达到皮肤紧致压实的效果。同时可以促进脂肪代谢酶的活性，改善局部血流状况，促进淋巴回流。

（5）欧洲之星 Fotona4D：应用两种波长的激光，分别为 2940nm 铒激光和 1064nm Nd:YAG 激光，并采用 4 种模式，结合独创的经口腔治疗方式，针对皮肤衰老的成因进行治疗，包括表皮层老化、真皮层胶原蛋白降解变性、SMAS 层老化下垂、皮下脂肪纤维纵隔老化、脂肪代谢缓慢等，改善局部脂肪堆积和面部松弛下垂。

以上各种设备的核心作用原理都是热作用，区别在于热作用的方式、范围、解剖层次、强度和持续时间，同时还需要考虑应用时的疼痛感、操作时的方便性以及效果维持时间等。以下以欧洲之星 Fotona4D 为例，对非手术疗法矫正面部松弛下垂作一举例说明。

三、欧洲之星 Fotona4D 技术介绍

1. 基本原理

分别以 2940nm 铒激光和 1064nm Nd:YAG 激光 2 种波长的激光，采用 4 种模式进行操作，目的是作用于皮肤和皮下组织的不同层次，进而达到综合抗衰的效果（图 2-8-1、图 2-8-2）。

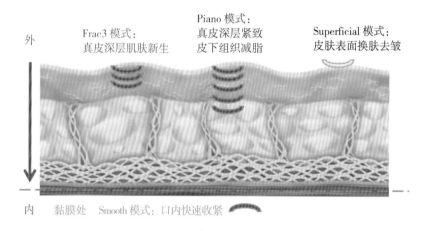

图 2-8-1　欧洲之星 Fotona4D 的 4 种不同模式的作用层次

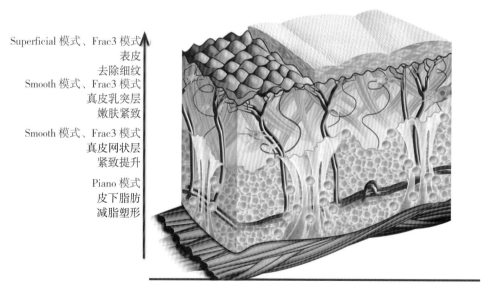

图 2-8-2　欧洲之星 Fotona4D 的 4 种不同模式的作用机制和效果

▪ 2. 4种作用模式

（1）Smooth 模式：治疗波长为 2940nm，脉宽为 250ms，治疗部位为口内黏膜和眼睑黏膜，作用深度为黏膜层和黏膜下层，作用温度 60～65℃，作用效果为快速收紧和无创填充，达到去除法令纹、木偶纹、口角皱纹的效果（图 2-8-3）。

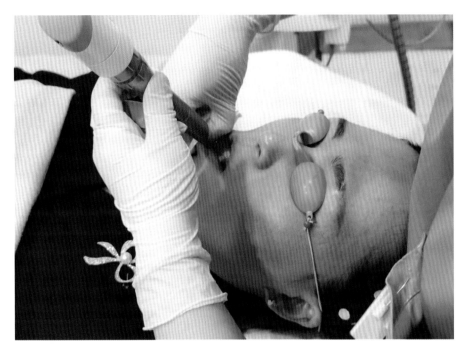

图 2-8-3　以 Smooth 模式行口内黏膜侧操作

（2）Frac3 模式：治疗波长为 1064nm，脉宽为 0.1～1.6ms，治疗部位为皮肤表面，作用深度为真皮浅层，作用温度 60～70℃，作用效果为立体点阵，达到美白嫩肤和肌肤新生的效果（图 2-8-4）。

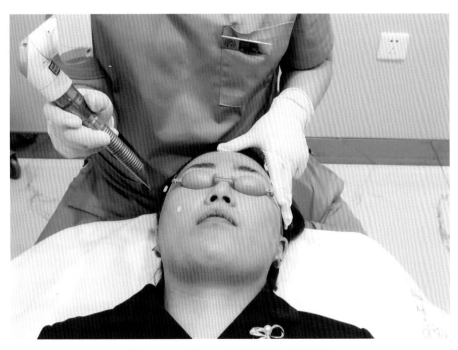

图 2-8-4　以 Frac3 模式行真皮浅层操作

（3）Piano 模式：治疗波长为 1064nm，脉宽为 0.3 ~ 60s，治疗部位为皮肤表面，作用深度为真皮深层及皮下脂肪层，作用温度 45 ~ 47℃，作用效果为深层溶脂，达到紧致提拉和减脂塑形的效果（图 2-8-5）。

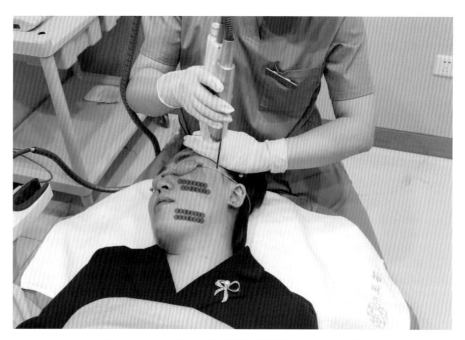

图 2-8-5　以 Piano 模式行真皮浅层操作的治疗区域

（4）Superficial 模式：治疗波长为 2940nm，脉宽为 100μs，治疗部位为皮肤表面，作用深度为表皮层，作用效果为冷微剥脱换肤，达到改善毛孔粗大和去除细纹的效果（图 2-8-6 ~ 图 2-8-8）。

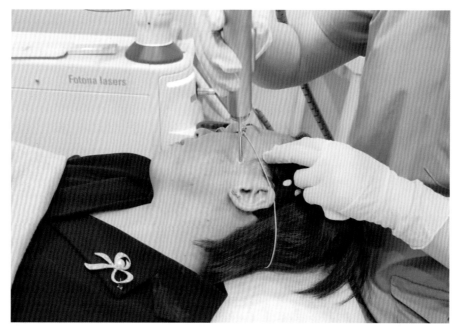

图 2-8-6　以 Superficial 模式行真皮深层和皮下脂肪层操作

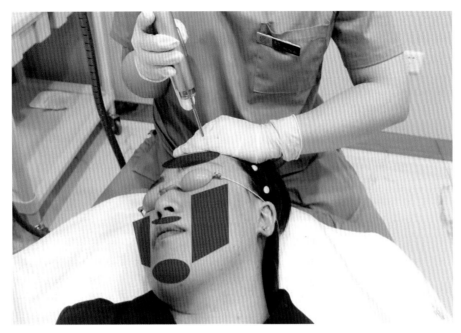

图 2-8-7　以 Superficial 模式行真皮深层和皮下脂肪层操作的治疗区域

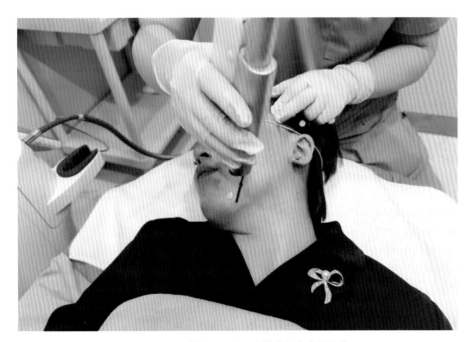

图 2-8-8　以 Superficial 模式行表皮层操作

▪ 3. 适应证

适用于常见的面部衰老表现和松弛下垂，包括眼周细纹改善，眼角提升，面颊部提升，法令纹、木偶纹和口周皱纹的去除，下颌线条重塑，"双下巴"改善，颈部去皱及收紧等。

▪ 4. 典型案例（图2-8-9~图2-8-13）

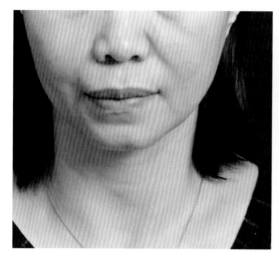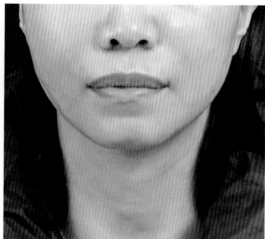

图 2-8-9　面部提升和鼻唇沟改善

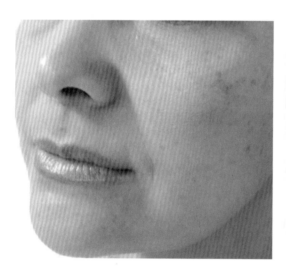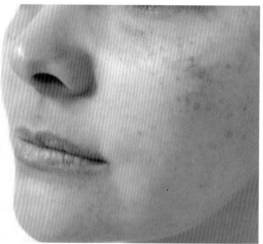

图 2-8-10　面部提升和鼻唇沟改善

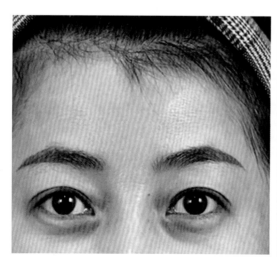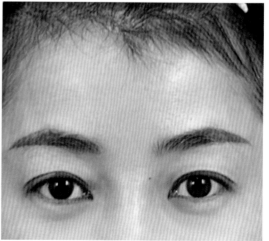

图 2-8-11　眼周紧致和细纹改善

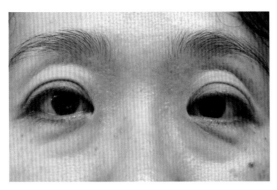
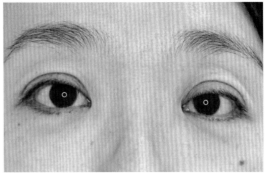

图 2-8-12　眼周紧致和细纹改善

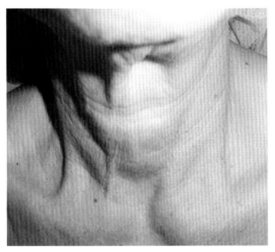
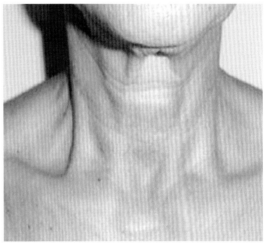

图 2-8-13　颈部紧肤和颈纹改善

私密年轻化

女性私密年轻化是近年来抗衰领域的热点之一，其核心是解决女性生殖系统及其周围组织和器官的功能与形态问题。

一、女性生殖系统解剖

女性生殖系统，包括外生殖器和内生殖器。外生殖器指生殖器官的外露部分，又称外阴，包括阴阜、大小阴唇、阴蒂、尿道口、阴道口和处女膜；内生殖器由卵巢、输卵管、子宫和阴道组成（图2-9-1~图2-9-4）。

（1）阴阜：是耻骨联合前面隆起的外阴部分，由皮肤和脂肪层组成。青春期开始生长阴毛。

（2）大阴唇：是外阴两侧一对隆起的皮肤皱襞，表面长有阴毛，皮下为脂肪组织，含有弹性纤维及丰富的静脉丛。未婚女性两侧大阴唇自然合拢，遮盖阴道口和尿道口。经产妇的大阴唇由于分娩的影响而向两侧分开。

（3）小阴唇：是一对黏膜皱襞，在大阴唇的内侧。小阴唇左、右两侧的上端连接和包绕着阴蒂。小阴唇黏膜下有丰富的神经分布，敏感程度每位女性各不相同。

（4）阴蒂：其作用类似于男性龟头，是性生活时获得高潮的起搏点。

（5）处女膜：附着于阴道口周围的皱褶，呈环形或半月形，伞状或筛状。处女膜破裂后阴道口周围留有处女膜痕。在生殖器官发育成熟后，处女膜会随每次的经血排出而慢慢减少，随着时间的推移，可正常消失。

（6）阴道：是连接女性子宫与外生殖器的一个肌性通道，富有伸展性。它是女性性交器官，也是排出经血和胎儿娩出的通道，是私密年轻化治疗最常见的靶器官。

（7）子宫：位于女性盆腔的中央位置，呈倒置的梨形，成年人子宫长7~8cm，宽4~5cm，厚2~3cm，子宫腔容量约5mL，分为子宫底、子宫体、子宫峡和子宫颈4个部分。子宫底两侧为子宫角，与输卵管相连，子宫是产生月经和孕育胎儿的器官。

（8）卵巢：左右各一，呈灰红色，质地坚硬，扁平卵圆形，表面呈凹凸状，幼女时表面光滑，性成熟后由于卵泡的膨大和排卵后瘢痕形成，使其表面凹凸不平。它是形成卵细胞的器官。

（9）输卵管：位于子宫底两侧，是输送卵细胞进入子宫的管道，由外侧向内侧分为漏斗部、壶腹部、峡部和间质部。

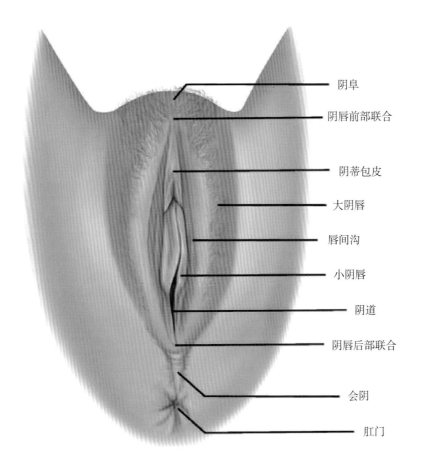

阴阜

阴唇前部联合

阴蒂包皮

大阴唇

唇间沟

小阴唇

阴道

阴唇后部联合

会阴

肛门

图 2-9-1　**女性外生殖器解剖**

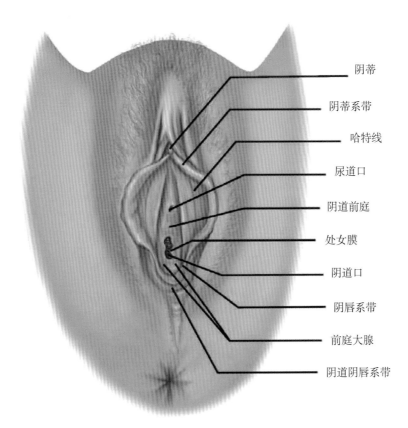

阴蒂

阴蒂系带

哈特线

尿道口

阴道前庭

处女膜

阴道口

阴唇系带

前庭大腺

阴道阴唇系带

图 2-9-2　**女性外生殖器解剖**

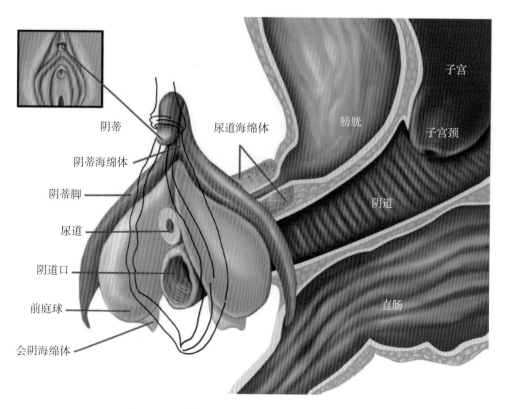

图 2-9-3　女性外生殖器解剖及毗邻结构剖面图

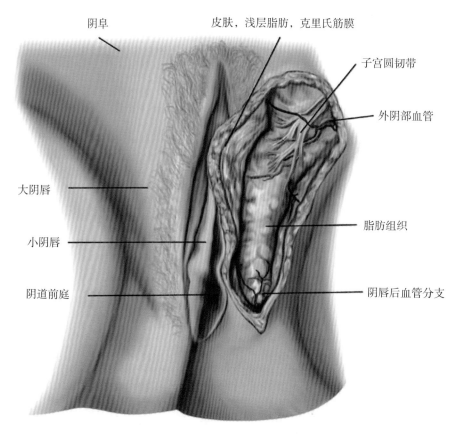

图 2-9-4　女性阴唇区深部组织结构图

二、私密年轻化的适应证

（1）收紧阴道和改善局部环境，增加性生活和谐度：女性在分娩后，随着年龄的增长，外生殖器和阴道会发生生理功能退化，夫妻性生活质量降低。表现为阴道松弛、阴道干涩、性交痛、性交障碍、灼热感、分泌物减少、阴道及外阴瘙痒等。私密年轻化治疗能够有效改善女性生殖器官的功能和形态，让女人更加自信，同时提高夫妻生活的幸福指数。

（2）改善盆底肌功能障碍状况：盆底肌功能异常表现为阴道松弛、尿失禁、阴道前后壁膨出等。一部分女性会在打喷嚏或大笑时有少量尿失禁现象，这些症状随着时间的推移及雌激素水平下降而不断加重，女性私密年轻化可以有效改善这些问题。

（3）改善外阴部外观：外阴形态不佳常表现为阴唇过于肥大或过长、两侧不对称、颜色暗黑等。过于肥大的阴唇可导致局部皮肤炎症，衣服摩擦时会引起不适感，性交或运动时会产生疼痛，不便于局部清洁卫生。

三、私密年轻化的禁忌证

（1）外阴和阴道有急性炎症（感染治愈后可进行操作）。

（2）对麻醉药物过敏。

（3）凝血机制异常。

（4）月经期。

（5）阴道肿瘤。

（6）怀孕。

（7）有精神障碍及精神异常者。

四、常用的治疗技术

（1）手术技术：小阴唇整形、阴蒂整形、阴道紧缩、会阴部重建整形等。

（2）埋线技术：阴道紧缩、会阴体紧缩等。

（3）激光光电：阴道紧致、阴唇整形、私密漂红改色、毛发修饰等。

（4）注射技术：注射脂肪、透明质酸、聚左旋乳酸、PRP、组织细胞条件培养液等。

以下仅对常用的激光私密年轻化技术做一介绍。

五、激光私密年轻化常用技术和设备

（一）CO₂ 激光 （飞顿菲蜜丽）

■ 1. 作用原理

应用 CO_2 激光的选择性光热作用，采用 9×9 或 7×7 像素模式，像素点之间保留正常的黏膜组织，热扩散均匀，避免热损伤。同时根据不同适应证设计相应的手具，实现精准治疗 （图 2-9-5、图 2-9-6）。

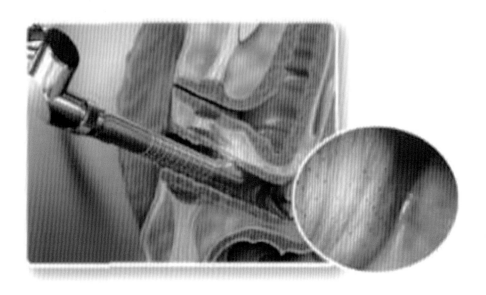

图 2-9-5　菲蜜丽 CO_2 激光治疗的原理——像素模式

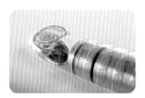
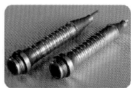
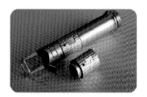

腔内治疗手具
※ 紧致、敏感、润滑
※ 尿失禁治疗

F100/F50 治疗手具
※ F100——妇科疾病治疗
※ F50——妇科美形治疗

7×7/9×9 治疗手具
※ 阴唇去色素治疗
※ 腹股沟去色素治疗
※ 乳晕去色素治疗

图 2-9-6　菲蜜丽 CO_2 激光治疗的多样化手具设计

■ 2. 效果和机制

（1）强效收紧阴道：刺激阴道黏膜固有层、黏膜肌层，使其胶原纤维、弹力纤维大量增生重塑，修复弹力纤维网，收紧阴道。

（2）增加敏感度和润滑度：通过激光对于脉管的作用，促进血管重建，改善局部血液循环，阴道上皮细胞功能增加，阴道黏膜自分泌功能增强，润滑度增加。

（3）降低妇科炎症的发病率：阴道上皮细胞功能增强，阴道逐步恢复正常的 pH，阴道内免疫力增强。

（4）改善轻中度尿失禁：恢复盆底正常的解剖位置，修复阴道弹力纤维网，避免挤压和牵拉尿道，使尿道角度恢复正常。盆底血供改善后，间接使尿道括约肌得以修复。

（5）美化阴唇：激光照射后，加速色素代谢，进而恢复阴唇粉嫩外观。同时，刺激胶原纤维、弹力纤维增生重塑，使阴唇弹性增加。

（6）妇科畸形矫正及美形：可以进行大小阴唇对称性治疗和阴唇美形治疗。

（7）妇科疾病治疗：可以进行外阴赘生物的切除治疗和宫颈糜烂的治疗。

▪ 3. 操作方法

最常应用的是腔内治疗手具，以进出 – 旋转 – 再进出模式进行治疗，简便快捷，全程仅需 15min（图 2-9-7）。

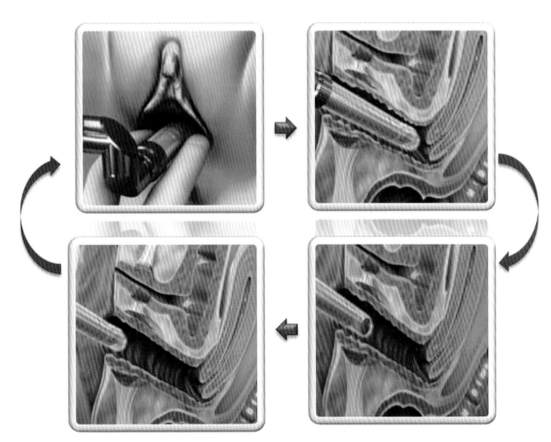

图 2-9-7 菲蜜丽 CO_2 激光治疗过程

（二）铒激光（Fotona 欧洲之星蕊丽）

▪ 1. 作用原理

（1）应用铒激光，波长为 2940nm，这是水分吸收最好的波长，水吸收程度是 CO_2 激光的 10 倍，而光穿透深度是 CO_2 激光的 1/10（图 2-9-8、图 2-9-9）。

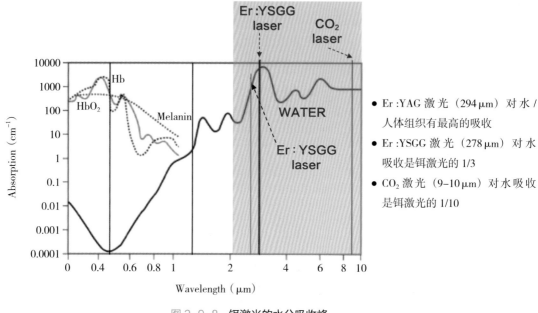

- Er : YAG 激光（294μm）对水 / 人体组织有最高的吸收
- Er : YSGG 激光（278μm）对水吸收是铒激光的 1/3
- CO_2 激光（9~10μm）对水吸收是铒激光的 1/10

图 2-9-8　铒激光的水分吸收峰

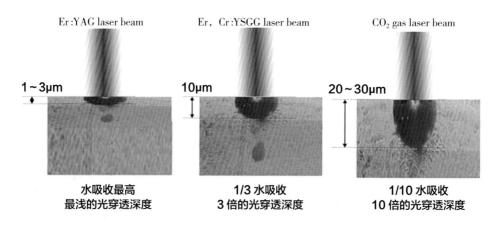

图 2-9-9　铒激光与 CO_2 激光的比较

（2）Smooth 无创妇科模式：采用德国专利的 Smooth 无创铒激光模式，以串脉冲的方式发射，精确计算脉宽及脉宽间隔，作用深度控制在 200~500μm，温度可控在 50~70℃，从而维持胶原纤维收缩和新胶原生成的最佳温度。在精确的温度控制及深度控制条件下，调节参数变化，促进胶原蛋白收缩、重组和再生，并且保证良好的安全性。

（3）360° 环形发射技术：通过镀金的 360° 旋转发射手具，以环形的发光模式作用到阴道壁，以不接触阴道壁的方式，将能量均匀作用于阴道全部表面，一步到位，无死角，全程无创无痛，可快速收紧（图 2-9-10）。

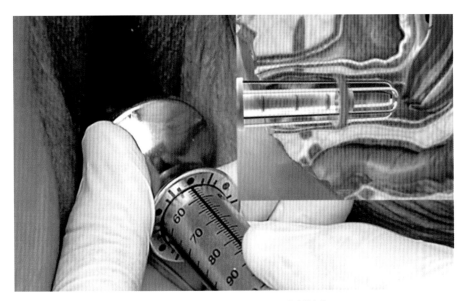

图 2-9-10 蕊丽 360° 环形发射技术

■ 2. 适应证

（1）阴道松弛。

（2）轻中度女性压力性尿失禁及混合性尿失禁。

（3）绝经后泌尿生殖综合征。

（4）轻中度盆腔脏器脱垂。

（5）外阴病变。

（6）外阴美形（外阴塑形和外阴漂红）。

■ 3. 操作方法

有 3 种治疗用手具，分别为 360° 环形发射手具、90° 定向发射手具和经尿道治疗手具。360° 环形发射手具用于阴道紧缩；90° 定向发射手具可定向加热阴道前壁，用于改善轻度尿失禁；经尿道治疗手具针对尿道内括约肌缺失型压力性尿失禁进行治疗（图 2-9-11 ~ 图 2-9-13）。

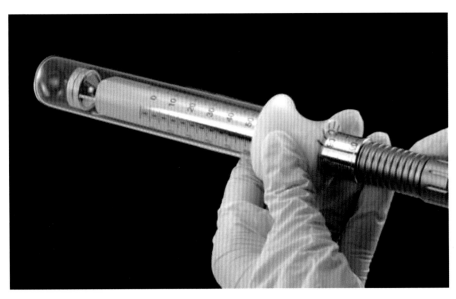

图 2-9-11 蕊丽 360° 环形发射手具

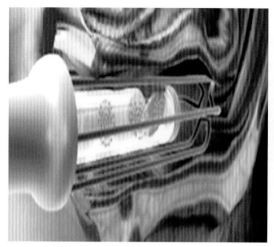
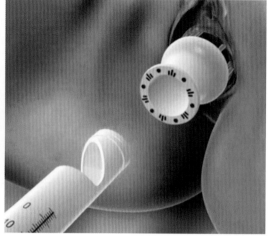

图 2-9-12　蕊丽 90° 阴道前壁发射手具

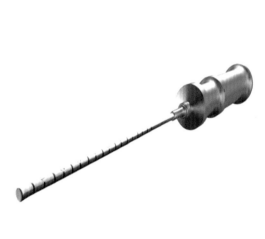
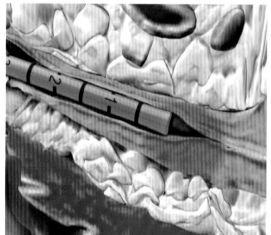

图 2-9-13　蕊丽经尿道治疗手具

4. 治疗案例（图 2-9-14 ~ 图 2-9-17）

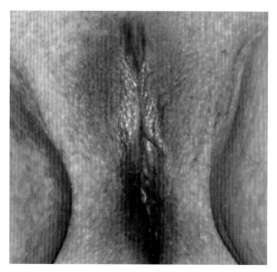
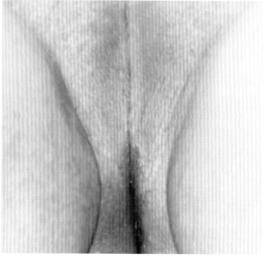

图 2-9-14　阴道松弛治疗（左：治疗前；右：治疗后）

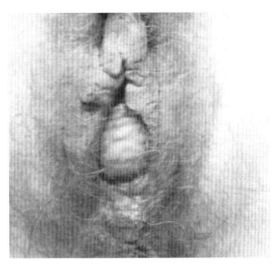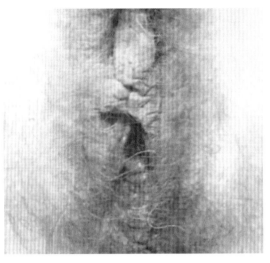

图 2-9-15　阴道松弛治疗（左：治疗前；右：治疗后）

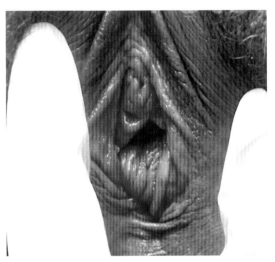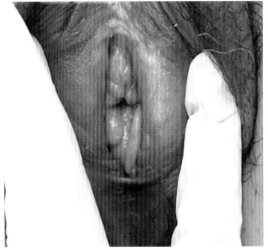

图 2-9-16　子宫脱垂治疗（左：治疗前；右：治疗后）

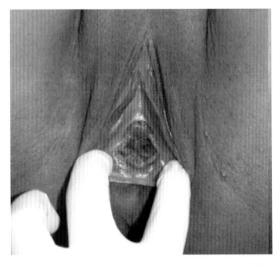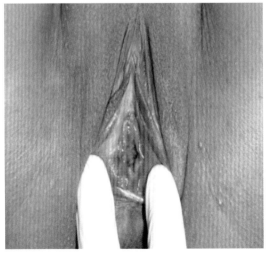

图 2-9-17　外阴漂红治疗（左：治疗前；右：治疗后）

第三章

光学治疗的术前准备和术后护理

激光主要作用于皮肤组织中的黑色素细胞、血红蛋白、组织水等，治疗靶组织的同时，也可能造成并发的损伤。为了避免和减少激光对皮肤的损伤，加速受损皮肤的修复，增强治疗的效果，减轻患者的担忧和痛苦，必须在激光治疗全程中给予相应的护理措施。另外，不论是否接受过激光治疗，患者治疗前和治疗过程中的恐惧都是无法完全消除的，甚至会由于曾进行过治疗而产生心理阴影，对再次治疗产生抵触，尤其在低龄患者中更为明显。因此，良好的术前准备和术后护理具有重要意义。

第一节

术前准备

第一，激光治疗术前完整而亲切的医患沟通是必需的。应该在舒适和轻松的气氛中使患者享有正确和适当的知情权。"正确"即不误导和不过分夸大，使患者对副作用和疗效有足够的心理准备；"适当"即避免造成不必要的担忧和恐惧，给予希望，促使其配合。这其中对度的掌握是关键的，又是因人而异的，需要有良好的沟通能力和经验。

第二，治疗相关的辅助材料应完备，如术前和术后照相、病历书写和签字等，以便能让医生和患者真实地了解治疗的效果。

第三，复诊卡和术后注意事项（做什么、不做什么、出现情况怎么办）应准备完善，以便提醒患者按时复诊和了解术后护理要点。

第四，激光治疗的舒适性和安全性要求尽量使用无刺激性、无异味、不易燃的高效消毒剂，如苯扎溴铵（新洁尔灭）或新型的苯扎氯铵（优可适）。

第五，加强疼痛控制。医疗美容的对象由于具有医疗和美容的双重心理特性，因此对舒适度要求较高。可考虑在疼痛较为剧烈的治疗中给予基础静脉麻醉，中度至重度疼痛的治疗中给予笑气麻醉、表面麻醉（应用利多卡因软膏）等，有创面的磨削性激光治疗术中可应用利多卡因代替生理盐水擦拭创面，进行即时渗透麻醉。

第二节

术后护理

非剥脱性激光治疗术（如光子嫩肤、红外光紧肤等）治疗后需加强皮肤补水、修复和防晒，有创面的激光治疗术后需有针对性的护理和修复。定时的术后回访非常重要，尤其是治疗后第 2 天和 1 周左右的电话回访尤为重要，可以了解患者的恢复情况，并对副作用予以解释和安慰，这对提高满意度有着积极的作用。

一、激光去瘢痕的术后护理

（1）即刻冷敷 15～20min，减轻红斑肿胀，舒缓疼痛。

（2）非剥脱性激光治疗后第 2 天可以洗脸并轻柔擦拭。剥脱性激光治疗后则至少应避免水洗 3 天，可敷无菌面膜修复和清洁。

（3）术后 1 周应避免摄入刺激性食物、吸烟、喝酒，避免暴晒、剧烈运动、皮肤按摩、蒸桑拿浴等项目。

（4）如有血痂，需外涂抗生素软膏［如红霉素眼膏、莫匹罗星（百多邦），每日 2 次，应用 3 天］，1～2 周脱落，脱落后如有暂时性色素改变，一般会在 3～6 个月逐渐恢复正常。

（5）为减轻炎症后色素沉着，应在术后或血痂脱落后长期使用防晒霜（SPF > 30）和去斑剂（如氢醌霜）。

（6）每次激光术后或血痂脱落后可配合生长因子（对于凹陷性瘢痕）或抑制瘢痕增生的药物（对于增生性瘢痕）联合治疗。

二、激光去斑的术后护理

（1）术后斑片颜色可能会加深，伴周围红肿，需即刻冷敷 15～20min，减轻红斑肿胀，舒缓疼痛。红斑持续 2～6h 消退。

（2）无血痂创面第 2 天可以清洗并轻柔擦拭。如有血痂，则至少应避免水洗 3 天，并外涂抗生素软膏，可敷无菌面膜修复和清洁。

（3）无血痂的黑色斑片在 5～10 天会自然脱落，如有血痂，则 1～2 周后脱落。

（4）术后 1 周应避免摄入刺激性食物、吸烟、喝酒，避免暴晒、剧烈运动、皮肤按摩、蒸桑拿浴等项目。

（5）为减轻炎症后色素沉着，应在术后或血痂脱落后长期使用防晒霜（SPF ＞ 30）和去斑剂（如氢醌霜），并加强皮肤保湿护理，面膜湿敷，2 ~ 3 次 / 周，长期使用补水、保湿类护肤品。

三、激光去除太田痣的术后护理

（1）术后会有点状渗血，伴红肿，需即刻冷敷 15 ~ 20min，减轻肿胀，舒缓疼痛。

（2）至少应避免水洗 3 天，需外涂抗生素软膏［如红霉素眼膏、莫匹罗星（百多邦），每日 2 次，应用 3 天］，血痂约 1 周脱落。

（3）术后 1 周应避免摄入刺激性食物、吸烟、喝酒，避免暴晒、剧烈运动、皮肤按摩、蒸桑拿浴等项目。

（4）为减轻炎症后色素沉着，应在血痂脱落后长期使用防晒霜（SPF ＞ 30）和去斑剂（如氢醌霜）。

（5）可外用三乙醇胺软膏（比亚芬），每日 2 ~ 3 次，应用 2 周。

（6）某些情况会造成暂时性的小水疱，尽量不要将水疱弄破，以免发生感染。如水疱较大，需排除疱液，以免留有瘢痕。

四、激光脱毛的术后护理

（1）术后毛囊周围可能会出现红斑和丘疹，需即刻冷敷 15 ~ 20min，红斑常在 24h 内消退。

（2）四肢脱毛后禁止自行刮毛，男性 2 天内禁止刮胡须。

（3）毛发密集部位（胡须和比基尼区）建议外涂抗生素软膏［如红霉素眼膏、莫匹罗星（百多邦），每日 2 次，应用 1 周）］。

（4）术后 3 天应避免摄入刺激性食物、吸烟、喝酒，避免暴晒、剧烈运动、皮肤按摩、蒸桑拿浴等项目，长期使用防晒霜（SPF ＞ 30）。

五、炎症性痤疮及痘印激光治疗的术后护理

（1）多为强脉冲光或染料激光治疗，术后可能会出现红斑，需即刻冷敷 15 ~ 20min，红斑常在 2 ~ 3 天内消退，强脉冲光的红斑反应轻，多在 1h 内消退。

（2）日常少用化妆品，面部清洁应彻底，但次数不应过多，可使用保湿控油清痘的护肤品，加强防晒，使用清透的防晒霜。

（3）合理饮食，忌食过甜、辣、油腻的食品，保持心情愉快，睡眠规律充足。

（4）炎性丘疹避免排挤，有白色脓头的可适当排脓，如痤疮较重，需遵医嘱配合使用外用药物和口服药物，定期复诊。

不良反应和并发症的预防及处理

　　激光术中和术后常见并发症主要有疼痛不适感、红斑、紫癜、毛囊丘疹、瘢痕形成和色素异常等，少见并发症有术后感染、痤疮样发疹和皮肤敏感等。

　　激光术后可通过及时冰敷、外用烫伤膏、口服消肿药物、外用或口服抗生素、口服激素和止痛药物等来减轻并发症。术后冰敷应及时、充分，同时温度适宜，防止冻伤。术后叮嘱患者使用安全和有效的护肤产品，并告知其正确的使用方法和长期护肤的必要性。

光学治疗展望